글 니나 브로크만 · 엘렌 스퇴켄 달

노르웨이 오슬로에서 활동하는 의사인 니나 브로크만(1987~)과
의대생 엘렌 스퇴켄 달(1991~)은 오랫동안 청소년들과 성
노동자, 이민자에게 성 건강에 관해 교육해 왔습니다. 두 저자는
성 건강 교육 전문가로서 다양한 여성을 만나 잘못된 정보 때문에
여성들이 도리어 수치심을 가지는 현실을 깨닫고, 더 많은
여성에게 도움이 되고자 2015년부터 블로그에 성 건강을 위한
글을 썼습니다. 블로그가 인기와 공감을 얻자 한 발 더 나아가
그들의 유머러스하고 유쾌한 성격을 꼭 닮은 여성 의료 가이드
북《질의 응답》을 출간하며 반향을 일으켰습니다. 이후 사춘기에
접어든 여성들이 자신의 몸과 마음에 대해 자세히 알고 적절하게
대처하는 데 도움을 주기 위해《여자 사전》을 썼습니다.

그림 망힐 비스네스

매그힐 위네스(1980~)는 노르웨이에서 활동하는
일러스트레이터이자 애니메이터입니다. 애니메이터이면서
디자이너, 감독, 프로듀서로 다양한 애니메이션 프로덕션에서 작업
을 했습니다. 2017년에 발표한 그래픽 노블《Hysj》로 노르웨이
문화부 첫 도서상, 노르웨이 어린이책 비평가 상 등 다양한 상을
수상했습니다.

옮김 신소희

서울대학교 국어국문학과를 졸업하고 출판 편집자 및 번역가로
일해 왔습니다.《내가 왜 계속 살아야 합니까》,《세계 예술 지도》,
《피너츠 완전판》,《야생의 위로》,《개와 고양이를 키웁니다》등을
우리말로 옮겼습니다

초록서재는 여린 잎이 자라 짙은 나무가 되듯,
마음과 생각이 깊어지는 책을 펴냅니다.

여자 사전

: 여자도 몰랐던 내 몸 이야기

니나 브로크만 · 엘렌 스퇴켄 달 글
망힐 비스네스 그림 | 신소희 옮김

초록
서재

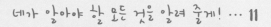

차례

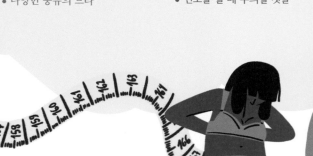

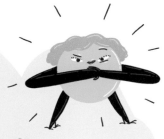

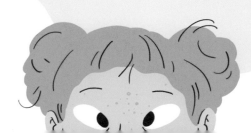

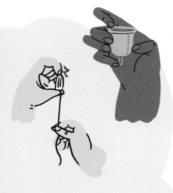

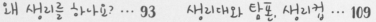

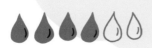

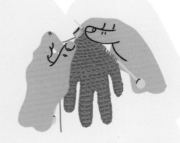

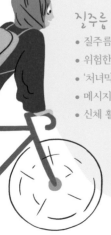

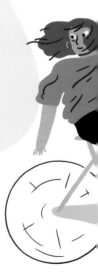

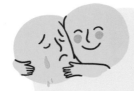

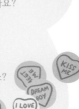

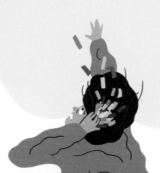

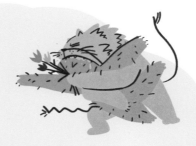

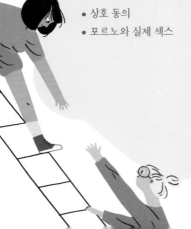

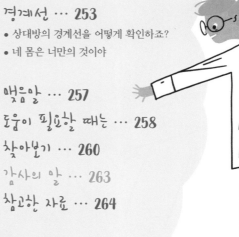

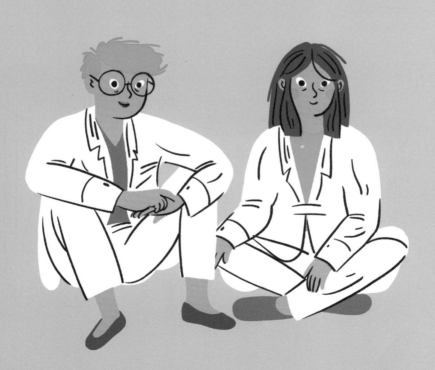

네가 알아야 할 모든 것을 알려 줄게!

안녕! 우리는 니나와 엘렌이야.
의사이자 인체 전문가지. 네가 이 책을 선택해 줘서 정말로 기뻐.

너의 몸은 곧 변화할 거야. 어쩌면 벌써 변화가 진행 중인지도 모르지. 변화는 정말 짜릿한 일이야. 우리도 네 나이일 때 어떤 기분이었는지 생생하게 기억하거든. 사춘기의 경험은 사람마다 무척 다를 수 있지만, 누구나 똑같은 점이 있어. 바로 신체와 정신 모두가 성숙해지는 시기라는 거야. 너는 아이에서 어른이 되어 이 세상 속 자기만의 자리를 찾아갈 거야. 초조하고 긴장되지만 놀라운 과정이기도 해!

사춘기가 힘든 건 신체와 감정이 계속 변화하는 데다, 네가 고민하는 문제의 정답을 찾기가 쉽지 않을 때가 많아서야. 어쩌면 학교에서도 네가 알고 싶은 것, 알아야 할 것을 알려 주지 않을지도 몰라. 하지만 우리는 네가 궁금해하는 것들을 전부 알려 줄 거야. 우리의 경험에 따르면 자기 몸을 잘 알아야 마음이 안정되고 자신감이 생기거든.

니나와 엘렌으로부터

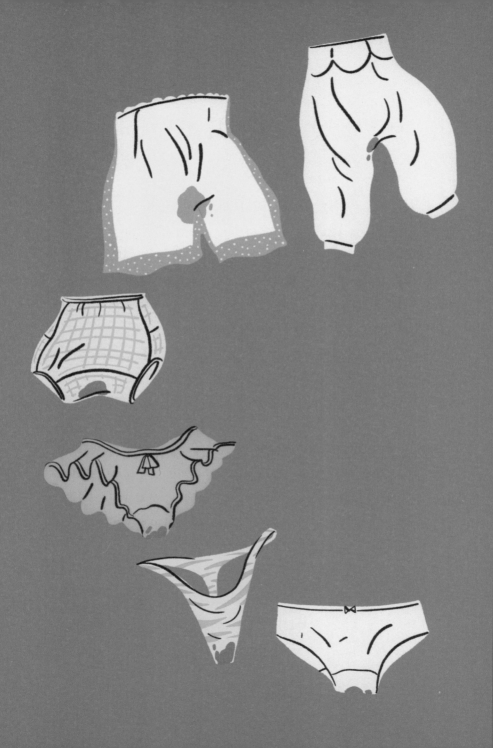

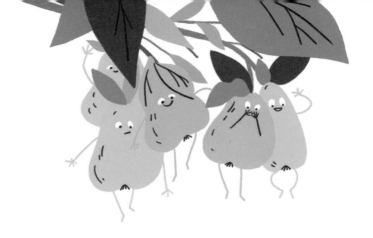

사춘기 : 무슨 일이 일어나고 있나요?

'사춘기(puberty)'라는 말은 '성숙' 혹은 '성인'을 뜻하는 라틴어에서 유래했어. 성숙해진다는 것은 신체가 내적으로나 외적으로 준비된다는 뜻이지. 너 자신과 나아가 언젠가 갖게 될 네 아이들을 돌볼 준비 말이야.

여자아이들에게서 가장 먼저 변하는 부위는 보통 가슴이야. 그러고 나면 다리 사이나 겨드랑이에 낯설게 생긴 털이 돋아나기 시작하지. 그와 동시에 네 몸은 성장하기 시작할 거야. 아주 무시무시한 속도로 자라날 수도 있어. 여름 방학이 끝나고 학교에 갔더니 같은 반 남자 아이들보다 머리 하나는 더 커져 있을지도 몰라.

한편 내면에서도 조용한 변화가 일어나지. 너의 성기 안쪽이 살아 움직이기 시작해. 첫 번째 신호는 속옷에 묻어나는 흰 얼룩이야. 이건 '냉'이라고 하는데, 머지않아 네가 생리를 시작할 거라는 신호지. 생리는 사춘기에 겪게 되는 마지막 변화에 속해. 생리가 시작되면 네 신체는 내적으로나 외적으로나 성숙해진 거야. 하지만 어쩌면 가장 중요할 부분이 아직 남아 있는데, 바로 두뇌지. 뇌가 완전히 발달하려면 20대가 될 때까지 기다려야 하거든.

사춘기는 언제 시작되나요?

사춘기가 시작되는 나이는 무척 다양해. 어떤 사람은 여덟 살이면 벌써 가랑이에 털이 나지. 그런가 하면 열네 살이 되도록 사춘기의 징조가 안 나타나는 사람도 있어. 하지만 여자아이들은 보통 열 살 전후에 가슴이 커지기 시작하고 열세 살쯤엔 생리를 시작하지. 남자아이들은 여자아이들보다 한두 살 늦게 사춘기가 시작돼. 다시 말해서, 여자아이든 남자아이든 초등학교와 중학교에 다니는 긴 시간 동안 외모와 행동이 엄청나게 달라질 수 있다는 거야.

안심해!
누구나 사춘기를 겪어.
다만, 시작되는 때가
다를 뿐이지.

왜 각자 사춘기가 다르게 시작되나요?

사춘기에 영향을 미치는 요소는 아주 많아. 예를 들면 가족의 유전도 있고, 식사나 수면의 양도 중요한 요소지. 이런 요소들의 공통점이 무엇일까? 그래, 두뇌에 영향을 끼치는 것들이야. 사춘기가 시작되는 시점을 결정하는 것은 바로 뇌에서 만들어지는 특별한 물질인데, 그게 뭘까?

이 물질을 호르몬이라고 해.

예를 들어 네가 너무 적게 먹거나 적게 자면 뇌는 사춘기를 시작하는 데 필요한 호르몬을 충분히 만들어 낼 수 없어. 신체 변화라는 힘든 과정을 시작하기 전에 네가 좀 더 휴식을 취해야 한다고 결정해 버리지.

네 신체를 제어하고 변화할 시기를 알려 주는 건 바로 호르몬이거든.

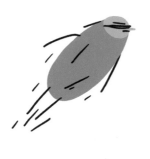

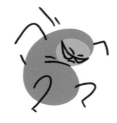

호르몬이란 뭔가요?

호르몬은 두뇌에서뿐만 아니라 신체의 여러 다른 부위에서도 만들어지는 물질이야. 피와 함께 혈관을 타고 몸 구석구석으로 움직이지. 네 몸은 호르몬을 통해 각 부위에 무엇을 해야 할지 전달한단다.

예를 들어 두뇌는 자궁에게 이런 메시지를 전달할 수 있어. "이제 생리를 시작할 때야." 자궁이 그 메시지대로 수행하면 두뇌는 호르몬을 통해 상황을 전달받지.

임무 완수! 생리 진행 중!

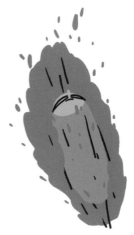

호르몬은 어떤 작용을 하나요?

호르몬은 사춘기가 언제 시작되고 끝날지, 얼마나 빠르게 진행될지를 결정해. 인간을 성장시키거나 사랑에 빠지게 하는 호르몬도 있고, 배고픔이나 피곤함을 느끼게 하는 호르몬도 있어.

호르몬은 대체로 네가 **밤에 자는 동안** 가장 왕성히 분비된단다. 신체가 휴식을 취하며 평온해질 때야말로 호르몬이 일해야 할 시기니까! 그래서 사춘기에는 잠을 많이 자는 게 중요한 거야. 잠을 많이 자야만 네가 필요한 만큼 성장하고 발달할 수 있거든.

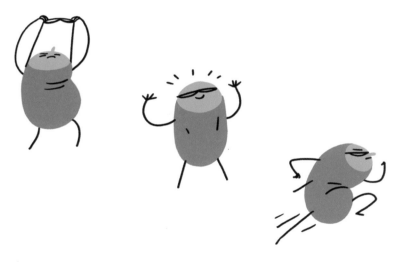

성호르몬

사춘기가 되면 '성호르몬'이 특히 중요해지지. 인간의 몸을 아이가 아닌 여자나 남자의 신체로 바꿔 놓는 것이 바로 성호르몬이니까. 여성 호르몬으로는 **에스트로겐**이 있고 남성 호르몬으로는 **테스토스테론**이 있어. 에스트로겐은 여성의 가슴이 커지게 하고 몸에 지방이 잘 붙게 하지. 테스토스테론은 남성의 수염과 털이 자라게 하고 목소리가 굵어지게 하며 근육이 잘 붙게 해 줘. 그리고 **여성과 남성**은 이 두 가지 **호르몬을 모두 분비**한단다. 사실 사춘기 여자아이의 여드름, 지성 피부, 새로 돋아난 음모는 남성 호르몬 영향 때문이지.

'여자아이'란 뭘까?

우리는 이 책에서 여자아이와 남자아이, 여성 호르몬과 남성 호르몬, 여성 신체와 남성 신체에 관해 이야기하고 있어. 하지만 반드시 기억해 두어야 할 게 있는데, 때로는 개인의 신체가 자신이 속한 성별과 들어맞지 않을 수도 있다는 거야. 여자아이의 몸을 지닌 남자아이나 남자아이의 몸을 지닌 여자아이도 있다는 거지.

여자와 남자의 신체 특성을 모두 가진 사람도 있고, 여자도 남자도 아닌 제3의 성 정체성을 갖는 사람도 있어. '소녀'가 되는 방식은 아주 다양하단다. 이 책의 모든 내용이 모든 여자아이에게 적용되는 건 아니야. 하지만 네가 '여자아이'든 아니든 간에, 우리가 얘기하는 것 중에는 너도 공감할 내용이 충분히 있을 거라고 믿어.

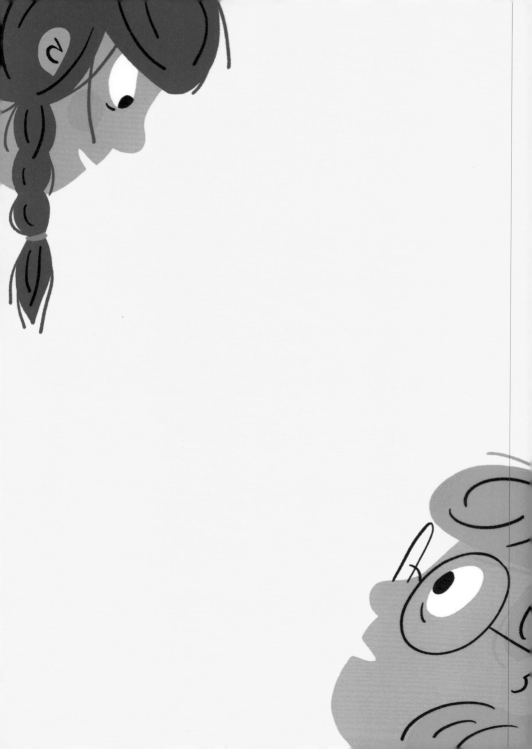

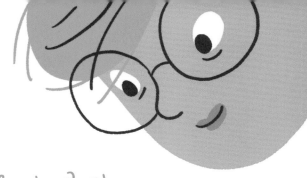

작은 키, 큰 키

지금 니나의 키는 160센티미터를 겨우 넘지만 엘렌의 키는 170센티미터 정도야. 노르웨이 여성의 평균 키는 167센티미터라고 하니까 니나는 상대적으로 작고 엘렌은 평균에 가까운 셈이네. 얼핏 생각하면 니나는 항상 키가 작았을 것 같지? 하지만 그렇지 않아. 한때는 니나도 키가 큰 아이였단다. 니나는 열두 살 때 자기 반에서 손꼽히게 키가 컸지. 반면 엘렌은 중학생 시절 내내 반에서 가장 작은 아이 중 하나였어.

어쩌다 니나와 엘렌의 입장이 뒤바뀐 걸까?

사춘기는 성장하는 시기

우리는 태어난 날부터 조금씩 자라나지. 아기일 때는 자라는 속도가 엄청나서 한 달에 몇 센티미터나 커지기도 해. 그러다가 성장이 서서히 느려져서 유년기에는 1년에 몇 센티미터 정도씩 꾸준히 자라. 그러다가 사춘기가 닥치면 다시 성장에 가속도가 붙어. 소위 '폭풍 성장'이라는 거지. 이때에는 1년에 10센티미터도 자랄 수 있어!

그래서 문제가 생기기도 하지. 예를 들면 하룻밤 사이 옷이 모두 작아진다든지 말이야.

19

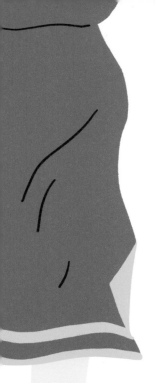

우리 몸의 뼈들은 각각 다른 속도로 자라기 때문에, 갑자기 신체의 각 부위가 서로 다른 퍼즐 조각을 억지로 끼워 맞춘 것처럼 느껴질 수도 있어. 팔다리가 다른 부위보다 너무 빨리 자라나서 한동안은 자기 모습이 어색하고 민망하게 보일 수도 있지. 하지만 다행히도 결국에는 신체가 조화를 찾고 모든 부위가 어우러지게 마련이야.

네가 얼마나 빨리, 얼마나 많이 자랄지 결정하는 건 두뇌란다. 두뇌는 피를 타고 흐르는 '성장 호르몬'을 통해 몸 구석구석에 명확한 메시지를 전달하지.
'이제 자라날 시간이야!'

뼈와 연골

인간의 골격은 200개 이상의 뼈로 이루어져 있어. 뇌가 성장 호르몬을 보내면 뼈는 그 지시에 따르지. 성장을 시작하는 거야. 가장 많이 성장하는 건 팔다리의 장골(long bone)이야. 뼈는 어린 시절에만 자랄 수 있어. 그래서 아이들의 뼈 끝 부분에는 부드러운 연골로 이루어진 '성장판'이라는 부위가 있지. 성장판이 성장 호르몬과 접촉하면 새로운 뼈를 만들어 내고, 그러면 뼈가 점점 더 길어지는 거야. 사춘기가 끝날 때쯤이면 연골도 딱딱한 뼈

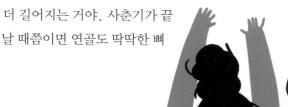

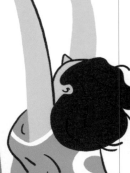

로 변해 버리지. 그러면 뇌에서 아무리 성장 호르몬을 만들어도 뼈가 더 자랄 수 없어. 사람들은 대부분 열여섯 살에서 스무 살 사이에 성장판이 완전히 닫힌단다.

생리가 시작되면 2년 안에 성장이 멈춘다는 거 알고 있니?

뼈가 더 자라지 못하게 되어도 다른 신체 부위는 자라날 수 있어. 예를 들어 코나 귀는 성장 호르몬의 지시에 따라 계속 커질 수 있지. 그러니까 네 키가 커지지 않게 된 뒤에도 얼굴은 변할 수 있는 거야.

생리와 키

'폭풍 성장'의 절정기는 1년 정도야. 그러고 나면 생리라는 새로운 손님이 찾아오지. 생리가 시작되면 신체의 성장도 점점 느려지다가 마침내 멈추게 돼. 대체로 생리가 시작되고 2년쯤 지난 뒤지. 넌 네가 자랄 수 있는 최대치에 이르렀고, 이제 어른이 되어도 더는 자라지 않을 거야.

다시 말해 생리가 빨리 시작될수록 성장도 빨리 멈춘다는 거지. 그래서 사춘기가 일찍 온 여자아이들은 대체로 사춘기가 늦은 여자아이들보다 키가 작아. 거의 대부분은 그렇지만, 물론 예외도 있어. 이미 키가 큰 상태로 생리를 시작한다면 나중에도 학교에서 가장 키 큰 여자아이에 속할 수 있겠지. 사춘기가 일찍 온다고 키가 줄어드는 건 아니니까 말이야.

이제 니나와 엘렌의 키에 관한 수수께끼가 풀렸니? 열 살에 빠른 사춘기를 맞았던 니나는 열두 살에 성장이 멈추었어. 하지만 5년 늦게 사춘기를 맞은 엘렌에게는 니나보다 키가 커질 시간이 훨씬 많았던 거야.

성장할 때면 몸이 아픈가요?

많은 아이들이 사춘기 전후로 '성장통'을 겪어. 특별히 해로울 건 없지만 다리의 근육통 때문에 불편할 수 있지. 성장통은 종아리 뒤와 허벅지 앞의 대근육에서 가장 심하게 느껴지는데 대체로 저녁에 나타나고 30분에서 한 시간쯤 지나면 가라앉곤 해. 성장통은 때가 되면 알아서 사라지기 때문에 따로 약을 먹거나 치료를 받을 필요는 없어.

내 키는 얼마나 커질까요?

너의 키는 대체로 엄마 아빠의 키에 달려 있어. 다시 말해 유전인 거지. 네 키가 얼마나 커질지 짐작해 보고 싶다면 이 계산식을 이용해 봐.

(엄마의 키 + 아빠의 키 - 13센티미터) ÷ 2

이 계산식의 결과가 네 최종 키의 예상치야. 물론 실제로는 달라질 가능성도 적지 않지. 네가 이 계산 결과보다 10센티미터쯤 더 크거나 작아질 수도 있어. 너희 엄마나 아빠가 매우 크거나 매우 작다면 그럴 가능성은 더욱 커지고.

남자아이의 경우에도 거의 같은 계산식을 써. 다만 13센티미터를 빼는 대신 더하면 돼.

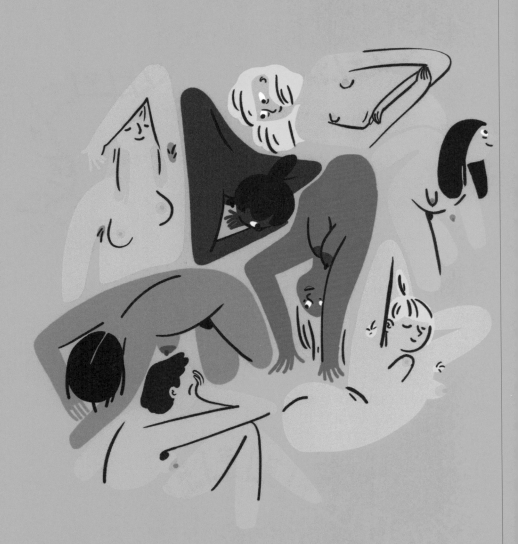

유방

유방의 모양과 크기, 색은 사람에 따라 다양해. 유방은 크고 푹신할 수도 있고 작고 단단할 수도 있지. 스키 점프대같이 생긴 유방도 있고, 안쪽을 향해 서로 마주 보는 유방이나 그 반대로 겨드랑이를 향해 벌어진 유방도 있어. 젖꼭지 모양도 아주 다양하지. 접시만 한 젖꼭지가 있는가 하면 동전보다 더 커지지 않는 젖꼭지도 있어. 바깥쪽을 향하거나 안쪽을 향한 젖꼭지도 있고.

단단하고 부드러운 멍울

여자아이들에게 사춘기 최초의 변화는 유방이야. 처음에는 젖꼭지가 부풀기 시작해. 젖꼭지 밑 피부 안쪽에 단단하면서도 부드럽고 손가락으로 잡아서 움직일 수 있는 멍울이 생겨. 한쪽 가슴에만 먼저 멍울이 잡힐 수도 있어. 유방과 젖꼭지가 커지기 시작하면 엎드려 자는 게 불편해지거나 옷이 피부에 직접 마찰되어 쓰라릴 수도 있어. 게다가 누가 가슴을 쿡 찌르기라도 하면 무척 아프지.

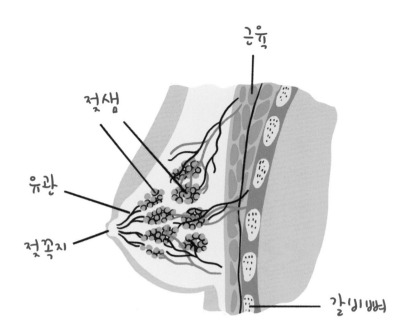

근육

젖샘

유관

젖꼭지

갈비뼈

가슴이 커지는 과정은 어떤가요?

이렇게 피부 아래 단단한 멍울이 잡히고 나서도 그게 다른 걸로 변할 때까지 보통 몇 달은 걸려. 멍울이 조금씩 퍼져 나가다가 마침내 젖꼭지 주위가 은근히 부어오르는 게 느껴지고 눈에도 띄게 되지. 유방은 이런 식으로 조금씩 커져서 2년쯤 뒤에는 완전히 성장하게 돼. 유방이 얼마나 커질지는 유전에 달려 있고 사람마다 무척 차이가 크단다. 어떤 집안 여자들은 유방이 크고 어떤 집안 여자들은 유방이 작거든.

한쪽 유방이 다른 쪽 유방보다 더 큰 건 지극히 정상적인 일이야. 사춘기에는 크기 차이가 한층 더 눈에 띄지만 나중엔 좀 더 비슷해지지. 그렇다 해도 여자들은 대체로 한쪽 유방이 다른 쪽보다 커. 왠지 모르지만 대부분은 왼쪽 유방이 더 크다고 해.

나의 세 번째 유방을 소개합니다!

인간은 모두 젖꼭지를 갖고 있어. 대부분은 한쪽 유방에 하나씩 두 개의 젖꼭지가 있지. 하지만 전 세계 인구의 1퍼센트 이상은 태어날 때부터 세 개 또는 그 이상의 젖꼭지가 있다는 걸 알고 있니? 세 번째 젖꼭지는 두 젖꼭지 중 하나의 바로 위나 아래에, 혹은 겨드랑이 위나 배꼽 한참 밑에 있기도 해. 흔히 사마귀처럼 생겼지만 사춘기가 되면 더 커져서 어엿한 가슴 형태를 이루기도 하지. 이런 경우는 보통 간단한 제거 수술로 해결돼.

인간에게 여분의 젖꼭지가 생기는 건 태아에서 아기로 발달하는 과정에 복부 어디에든 여러 개의 유방이 생길 가능성이 존재하기 때문이야. 마치 우리의 동물 친구 개나 고양이처럼 말이지. 여분의 젖꼭지는 인간이 동물계의 일부임을 일깨워 주는 진화 이전의 흔적인 거야.

젖꼭지

젖꼭지 색은 까만색부터 연분홍색까지 천차만별이야. 젖꼭지는 대체로 유방에서 살짝 튀어나와 있어. 사람에 따라서는 안쪽으로 쏙 들어가 있기도 하지만, 나이가 들면 결국 밖으로 튀어나오기도 해. 양쪽 젖꼭지 모양이 서로 다른 것도 흔히 있는 일이야. 신체 양쪽이 완벽하게 대칭을 이루어서 둘로 접었을 때 정확히 겹쳐지는 사람은 이 세상에 없거든.

젖꼭지는 보통 말랑한 편이지만 때에 따라 딱딱해지기도 해. 젖꼭지가 딱딱해지면 좀 더 뚜렷하게 튀어나오지. 젖꼭지를 딱딱해지게 하는 원인은 추위, 아기에게 젖 주기, 성적 흥분, 간지러움, 오싹함 등 다양해.

유륜

젖꼭지 주위의 둥근 테두리에는 'areola'라는 멋진 라틴어 명칭이 있어. 우리말로는 '유륜'이라고 해. 사춘기가 되면 유륜은 넓어지고 젖꼭지와 마찬가지로 색이 짙어지지. 그 결과는 너의 본래 피부색과 유륜 색에 따라 달라지고. 사춘기에는 가랑이와 겨드랑이에 굵은 털이 자라는데, 마찬가지로 유륜 가장자리에서 길고 굵은 털이 몇 가닥 나는 것도 지극히 정상적인 현상이야.

유방은 왜 있나요?

청소년기에는 주로 유방이 어떻게 생겼는지에만 관심을 갖지. 하지만 생김새가 유방의 전부는 아니야. 유방이 존재하는 데는 아주 실용적인 이유가 있거든. 인간은 포유동물이기에 다른 포유동물과 마찬가지로 아기에게 젖샘 혹은 유방을 통해 필수 식량을 제공한다.

커져가는 네 가슴을 쥐고 눌러 보면 안쪽에 작은 멍울과 울퉁불퉁한 응어리가 여러 개 만져질 거야. 우리와 상담했던 많은 여자아이들이 혹시나 이 작은 멍울들이 위험한 것은 아닌지 질문했어. 하지만 그건 누구에게나 있는 지극히 정상적인 멍울이야. 바로 지방에 감싸여 있는 젖샘과 수유관이란다.

젖 분비를 조절하는 것은 뇌에서 나오는 호르몬이지. 언젠가 네가 임신을 하면 젖샘이 커져서 네 젖꼭지의 미세한 통로들이 아기가 먹을 모유를 분비할 거야. 호르몬 시스템은 엄청나게 교묘해서, 네가 아기를 생각하기만 해도 유방에서 젖이 뿜어져 나온단다.

유방과 관련된 문제들

유방은 근사한 부위지만 어떤 사람들에게는 고민을 안겨 주기도 해. 어떤 여자들은 유방이 너무 크고 무거워서 가슴을 제대로 펴지도 못할 정도지. 등 근육이 유방을 지탱하지 못할 만큼 피로해져서 어깨나 목, 등에 통증이 생길 수도 있어. 네가 24시간 내내 무거운 배낭을 가슴에 메고 다닌다고 상상해 보렴. 다행히 대부분은 성능이 뛰어난 보정 브래지어(브라)로 이런 문제를 해결할 수 있어.

남자의 유방

사실 여자와 남자는 네가 생각하는 것보다 더 많은 면에서 비슷하단다. 남자들의 절반쯤은 사춘기가 되면 여자와 마찬가지로 유방이 커지거든. 이런 현상을 '여유증'이라고 해. 남자아이의 유방이 커지는 건 사춘기에 혈중 호르몬 농도가 높아지기 때문이야. 하지만 남자들은 대부분 2년 안에 이런 증상이 자연스럽게 가라앉는단다.

하지만 브라로 문제가 해결되지 않는 심각한 경우라면 유방 크기를 줄여 주는 수술도 도움이 될 수 있지. 이런 수술을 '유방 축소 수술'이라고 해.

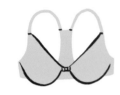

누군가의 유방이 '너무 크다'고 말할 수 있는 기준 같은 것은 없어. 어떤 여자에겐 너무 큰 유방이 다른 여자에겐 딱 적당할 수도 있지. 수술이 필요한지는 전적으로 너 자신의 고민에 따라 결정되는 거야. 예를 들어 세계에서 가장 유방이 큰 여자로 알려진 앤 호킨스의 경우, 절대로 유방 축소 수술을 할 생각이 없다고 말했대. 자기는 유방의 무게로 등이 아팠던 적이 한 번도 없다고 말이야.

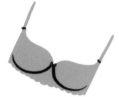

한편 어떤 여자들은 자기 유방이 너무 작다고 생각해. 자기 몸의 다른 부위와 비교하거나 친구들의 유방과 비교했을 때 말이지. 사춘기에 그런 생각이 드는 건 정상적인 일이지만 대부분은 나이가 들면서 자연스레 자기 가슴에 익숙해져. 하지만 나이가 들어도 자꾸 그런 생각에 시달리는 여자들도 있거든. 유방이 너무 작다는 생각에 어른이 되어서도 애인을 사귀지 못하고 남들과 함께 샤워하지 못하는 여자도 있지. 이런 경우에는 식염수 팩이나 실리콘을 가슴에 삽입해서 유방 크기를 확대하는 수술을 선택할 수도 있어.

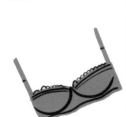

유방 크기를 바꾸는 수술은 성형 수술로 분류돼. 유방 때문에 심각한 신체적·정신적 문제를 겪는 경우라면 수술비가 국민건강보

험으로 처리될 수도 있어. 하지만 단순히 자신의 미적 기준 때문에 지금보다 크거나 작은 유방을 원한다면 자기 돈으로 수술비를 지불해야 해.

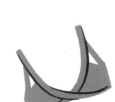

노르웨이 법에 따르면 나이가 16세 이상이어야만 자신의 신체와 관련된 의료 문제를 결정할 수 있어. 그리고 성형 수술을 하려면 18세 이상이어야 하지. 청소년 시절에는 이상적인 신체 이미지의 압력에 영향을 받기 쉬운 데다가 성형 수술의 결과가 어떨지 제대로 이해하지 못할 가능성도 있거든. 사춘기에 자신의 모습 때문에 갈등을 겪는 건 매우 흔한 일이기 때문에, 네가 나중에 후회할지도 모르는 결정을 섣불리 내리지 않도록 보호하려는 거야.

브라를 꼭 해야 하나요?

브라의 목적은 유방을 받쳐 주는 거야. 브라를 할지 안 할지, 한다면 어떤 브라를 선택할지는 대체로 개인이 선택할 문제지. 어느 정도는 문화적인 문제이기도 해. 누구나 다른 사람들의 말과 행동에 영향을 받게 마련이니까. 노르웨이 여성들은 대부분 브라를 착용하지. 다시 말해 브라를 하고 싶지 않지만 남들의 눈치가 보여서 착용하는 여성도 있다는 거야. 브라를 하든 안 하든 유방 모양에는 아무런 영향도 없어. 브라를 안 한다고 유방이 처지는 건 아니야!

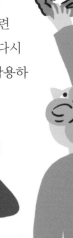

딱 맞는 브라를 입는다고 유방의 성장이 중단되는 것도 아니지.

다양한 종류의 브라

어떤 여성들은 브라를 안 하는 게 더 자유롭고 편안하다고 생각해. 또 어떤 여성들은 젖꼭지가 마찰되지 않게 하려고, 혹은 움직일 때 유방이 흔들리는 게 싫어서 브라를 입기도 하지. 그런가 하면 유방을 위로 끌어올리거나 특정한 형태를 연출하려고, 혹은 옷 위로 젖꼭지가 튀어나오지 않게 하려고 브라를 입는 여성들도 있어.

브라의 종류는 아주 다양해. 어떤 브라는 유방을 납작하게 눌러 주고 확실하게 받쳐 줘. 스포츠 브라가 그런 경우야. 또 어떤 브라는 아주 부드럽고 유연해서 입었다는 것조차 잊어버릴 정도지.

와이어나 패드 같은 보형물로 가슴골을 만들어 주거나 유방이 커 보이게 해 주는 브라도 있어. 브라를 입는 사람들은 대체로 다양한 상황에 따라 각각 다른 브라를 선택하지. 가장 중요한 것은 네게 어떤 브라가 편하고 기분 좋게 느껴지는지 알아내야 한다는 거야.

인생 최초의 브라 구입을 위한 도움말

브라 치수는 보통 숫자와 알파벳으로 표시돼.
'70A', '85D' 이런 식이지.

브라 치수를 확인하려면 상체 두 곳의 둘레
를 측정해야 해. 첫 번째로 유방 바로 아래쪽
의 가슴둘레를, 두 번째로 유방이 가장 볼록하게
솟아오른 지점의 가슴둘레를 재야 하지. 첫 번째 가슴둘레는 네가 선
택해야 할 브라 치수의 숫자야. 두 번째 가슴둘레는 브라 치수의 알파
벳, 즉 컵 사이즈와 관련되지.

컵 사이즈는 무조건 똑같다고 생각하는 사람들이 많
아. 그러니까 75B든 90B든 컵 사이즈는 똑같
다고 생각하는 거지. 하지만 그렇지 않아. 컵
사이즈는 두 가지 가슴둘레에 따라 상대적으로 결
정되는 거라서 반드시 브라 치수 표를 보고 확인해야
해. 어느 브라 가게에서든 이 표를 보고 자신의 치
수를 확인할 수 있어. 표를 봐도 이해하기 어렵다면 가게 직원에게 물
어봐도 괜찮아. 사실 어른인 우리에게도 어렵거든. 많은 브라 가게들
이 치수 측정에 대해 조언을 해 주고 있단다.

잘 맞는 브라를 고르는 건 아주 중요한 일이야. 브라가 너무 끼어서 통
증을 느끼거나 피부에 자국이 남으면 안 돼. 유방이 큰 사람은 보정 효
과가 뛰어난 브라를 고르는 것이 특히 중요해. 보정용 브라는 보통
브라 끈이 널찍하고 컵 아래쪽에 와이어가 들어 있어.

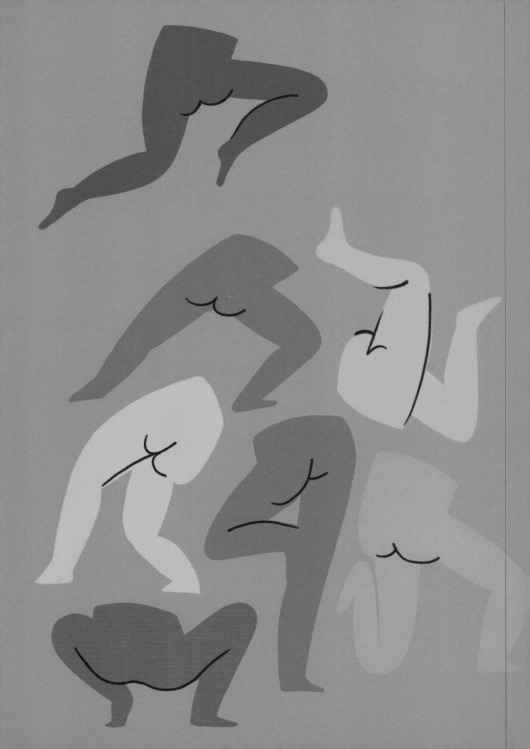

엉덩이, 둔부, 허벅지

사춘기 동안에는 뼈가 길게 자라기만 하는 게 아니라 폭도 넓어져. 여자 아이의 경우 가장 넓어지는 건 **골반뼈**야. 인간의 골반뼈는 가운데가 뚫린 원형이라 깔때기와 비슷한 형태지. 요도, 질, 항문은 모두 배 속에서부터 이 골반뼈 가운데로 이어져 있단다.

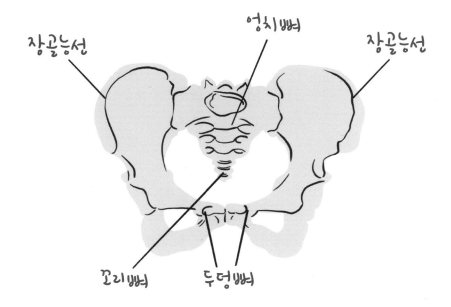

장골능선   엉치뼈   장골능선

꼬리뼈   두덩뼈

여자아이의 엉덩이가 넓어지는 건 질을 통해 아기를 낳을 수 있기 위해서야. 그러려면 남자아이보다 엉덩이 안쪽에 더 많은 공간이 필요한 거지. 사춘기에 골반뼈가 얼마나 넓어지는지는 여자아이마다 달라. 겉으로 보기에 엉덩이가 작다고 해서 나중에 아기를 못 낳는 건 아니야. 중요한 건 안쪽 '깔때기'의 크기거든.

더 많은 체지방

사춘기 여자아이는 남자아이보다 더 많은 체지방을 갖게 되지. 여성 호르몬인 에스트로겐이 여자의 몸 곳곳에 새롭게 지방을 축적하기 시작하거든. 엉덩이, 둔부, 허벅지, 팔 위쪽 등에 축적된 체지방은 신체가 위기 상황을 대비하여 마련해 두는 에너지 저장소와 같단다.

사춘기 이전의 체형은 대체로 신체 활동을 얼마나 하고 어떤 음식을 먹는지에 달려 있지. 여자든 남자든 비슷하게 힘을 쓰고 비슷한 속도로 움직일 수 있어. 하지만 사춘기가 오면 이런 경쟁 관계가 갑자기 변해. 여자아이들은 체중에 비해 근육량이 줄어들거나 예전처럼 움직이지 못할 수도 있어. 실망스러운 현상이지.

자신의 체형 변화가 못마땅한 여자아이들도 있어. 자기 몸이 뭔가 잘못됐다고, 살을 빼야 한다고 생각하기도 해. 하지만 사춘기와 10대 시기에는 어떤 여자아이든 체중이 늘게 마련이야. 이는 매우 건강하고 자연스러운 현상일 뿐만 아니라 아이에서 어른이 되는 여정의 중요한 부분이기도 해.

너와 똑같은 여자아이는 없어

모든 사춘기 여자아이는 에스트로겐 때문에 변화를 겪지만 그 결과는 각자 다르단다. 키가 커지고 마르는 아이가 있는가 하면 키는 작은 채로 통통해지는 아이도 있지. 외모 변화에는 체중 조절도 어느 정도 영향을 끼치겠지만 **사실 가장 큰 변수는 체질**이란다. 우리가 뼈의 성장이나 살이 붙는 부위를 조절할 수는 없거든. 식이 요법과 운동으로 체중이나 근육량을 늘이거나 줄일 수도 있지만, 체형 자체를 바꾸는 건 거의 불가능해. 선천적인 체형을 조금이라도 변화시키려면 어마어마한 운동량이 필요하단다.

튼살

누구나 살다 보면 몸에 튼살이 생길 수 있지. 튼살이란 피부의 나머지 부분과 다른 색을 띠는 줄무늬 형태의 피부란다. 호랑이 무늬라고 불러도 되겠지! **튼살은 몸이 너무 빠르게 자라서 피부가 그 속도를 미처 따라가지 못할 때 생기는 거야.** 피부가 너무 빨리, 너무 널찍하게 펼쳐지면서 손상을 입는 거지. 튼살은 시간이 지나도 완전히 사라지진 않지만, 보통 서서히 흐려져서 눈에 덜 띄게 돼.

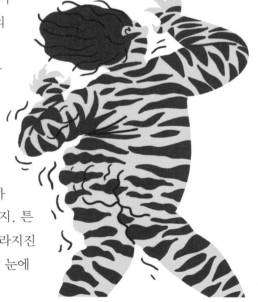

37

몸이 훌쩍 성장하는 시기에
튼살이 생기는 건 매우 정상적인
일이야. 사춘기도 그런 시기 중 하나
지. 사춘기가 아니라도 단시간에 체중이
늘거나 임신을 하면 튼살이 생길 수 있어.
튼살은 보통 허벅지, 둔부, 유방과 배에
많이 생기지.

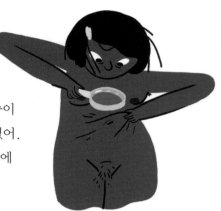

셀룰라이트

셀룰라이트란 피부가 울퉁불퉁하게 뭉쳐 있는 상태를 말해. 마치 오렌지
껍질에 난 구멍처럼 보이기 때문에 노르웨이어로 '오렌지 껍질'이라고 부
르기도 하지. 거의 모든 여자들의 몸에 있고 둔부와 허벅지 뒤쪽에 가장
많이 생겨. 셀룰라이트는 정상적이고 무해하며 매우 자연스러운 현상이
야. 체중 변화에 따라 선명해지거나 흐려지기도 하지만, 네 몸의 셀룰라
이트 개수를 결정하는 가장 큰 변수는 유전
이야. 셀룰라이트가 운동 부족이나 과
체중의 신호는 아니란 거지. 그래서 몸
집이 작고 근육질이지만 셀룰라이트
가 많은 아이도 있고, 반대로 몸집이
크지만 둔부 전체에 셀룰라이트가 하나
도 없는 아이도 있어.

셀룰라이트가
네 몸 위에서 미소 짓는
보조개라고 생각해 보렴!

새빨간 거짓말

광고를 보면 몸에 셀룰라이트가 하나도 없는 여성들이 나오지. 어떻게 그럴 수 있는지 궁금할 거야. 하지만 광고에 셀룰라이트가 보이지 않는 건 보통 사진 편집 기술이라 불리는 눈속임과 셀룰라이트를 숨기는 자세에 능숙한 모델들 덕분이란다. 피부를 탱탱하게 해 주고 셀룰라이트를 제거한다는 온갖 화장품 광고도 전부 거짓말이야. 셀룰라이트를 확실히 없애 주는 치료법 같은 건 없단다. 우리한테 물어본다면 엉덩이의 움푹한 부분 몇 개 때문에 고민하느니 훨씬 유쾌하고 쓸모 있는 일에 시간을 쓰라고 조언하겠어.

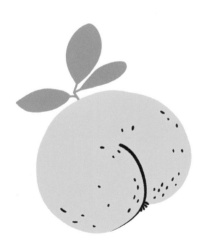

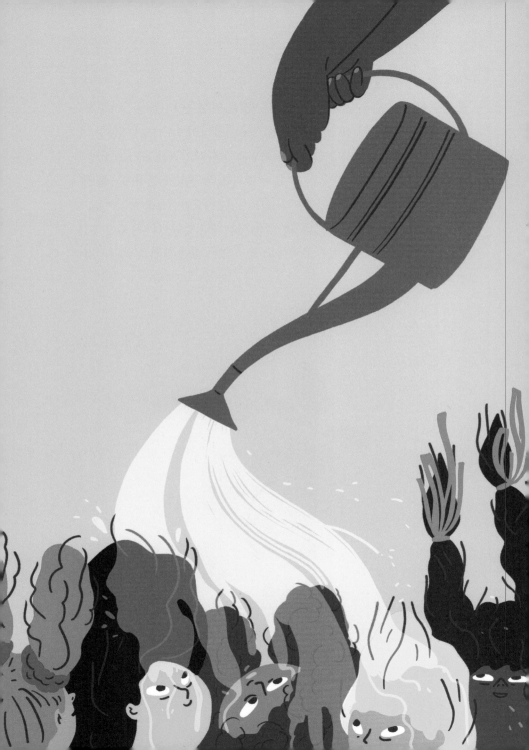

솟아나고, 자라나고

털은 네가 사춘기로 접어들었다는 최초의 신체적 표식 중 하나야. 가랑이와 겨드랑이에 전엔 보지 못한 털이 솟아나지. 원래 네 몸에 있던 털보다 길고 굵지만 색깔은 대체로 눈썹과 비슷해. 그러니까 어떤 사람은 금발 체모가 나는가 하면 어떤 사람은 붉은색이나 갈색, 까만 체모가 나는 거지. 게다가 머리카락이 곧은 사람도 가랑이엔 꼬불꼬불한 털이 나기도 해.

처음에는 그저 가랑이에 굵은 털 몇 가닥이 보이는 정도지. 하지만 일 년쯤 지나면 다리 사이에 굵은 털이 셀 수 없을 만큼 많이 자라고, 마침내 그곳이 수풀처럼 덥수룩해져. 이 수풀은 네가 스무 살이 될 때까지 계속 자라나서 결국에는 대음순과 불두덩 전체가 털로 뒤덮이게 돼. 항문과 엉덩이 사이, 때로는 허벅지 안쪽까지 털이 자라나서 팬티 가장자리로 삐져나오기도 하지. 심지어 배꼽 위쪽까지 털이 자라는 여자도 많이 있어. 거의 모든 여자들은 겨드랑이에도 굵은 털이 솟아. 그리고 털의 색깔이 유난히 짙은 여자의 경우, 윗입술에 털이 돋기도 해.

털은 멋진 거야!

왜 인간은 사춘기가 되면 가랑이와 겨드랑이에 새로 털이 자라는 걸까? 그 이유는 아직 명확히 밝혀지지 않았어. 하지만 연구자마다 다양한 이론을 제시하고 있지! 첫 번째는 털이 성기를 외부의 먼지와 더러움으로부터 잘 보호해 준다는 거야. 두 번째는 털들이 인간을 더욱 민감하게 만들어 준다는 거지. 이런 부위에 난 털을 살살 쓰다듬어 보면 기분이 좋거든. 너도 한번 해 봐! 살갗을 직접 건드리지 않고 팔에 난 털을 쓰다듬어 보는 거야. 뭔가 간질간질하지?

하지만 가장 유력한 이론은 **털이 체취를 저장하거나 널리 퍼뜨려 준다는** 거야. 인간도 다른 여러 동물과 마찬가지로 매력적인 체취에 따라 배우자를 고른다고 알려져 있거든. 즉 우리에게 어울리는 배우자를 찾아내려면 그냥 열심히 냄새만 맡으면 된다는 거지!

사춘기가 되면 몸에 털이 많아지나요?

흔히 사춘기가 되면 예전보다 털이 더 많아진다고 해. 하지만 그렇지는 않아. 털의 개수는 예전과 똑같거든. 정확히 말하면 아기였을 때나 사춘기 때나 털의 개수는 똑같아. 말도 안 된다고 생각하겠지?

'그럼 내 가랑이에 새로 난 털은 뭐고, 갑자기 일자로 이어질 만큼 짙어진 눈썹은 뭐죠? 다음번엔 아기에게도 콧수염이 있다고 하겠네요!'

음, 사실 네 말이 맞아. 아기에게도 콧수염이 있어. 우리 눈에 잘 보이지 않을 뿐이지. 인간은 태어날 때부터 작은 모낭을 수백만 개 가지고 있단다. 피부 안쪽의 모낭 아래에서는 털이 느리지만 확실하게 자라고 있지. 어릴 때는 털이 가늘고 부드러운 데다 색도 피부와 비슷해. 털 색깔이 조금씩 더 짙거나 연한 사람도 있지만 말이야. 털이 피부와 거의 같은 색이라 눈에 띄지 않는다고 해서 그 자리에 없는 건 아니지. 털은 네 온몸에 자라고 있어! 팔, 다리, 턱 밑에도 말이야. 인간은 말 그대로 털로 뒤덮여 있는 거지.

나이가 들어도 원래 갖고 있던 모낭의 개수는 변하지 않아. 모낭이 새로 생겨나지 않는다는 말은 털의 개수도 태어날 때보다 더 늘어나진 않는다는 뜻이지.

털의 변화

그러니까 사춘기에 털이 늘어나진 않지만, 털의 일부가 변화하는 건 사실이야. 우리 몸에 난 털의 색, 굵기, 밀집도가 변하는 거지.

사춘기가 되면 모낭은 호르몬을 통해 새로운 종류의 털을 만들라는 메시지를 전달받아. 어떤 모낭은 메시지대로 굵고 긴 털을 만들어 내지. 하지만 메시지를 무시하고 예전과 똑같은 털을 계속 만들어 내는 모낭도 있어. 호르몬에 민감한, 그러니까 호르몬의 말을 잘 듣는 모낭이 몇 개나 되고 몸의 어느 부위에 있는지는 유전에 달려 있어. 그래서 어떤 여자아이들은 윗입술에 굵은 털이 돋고 배 위까지 털이 자라는 반면, 가랑이에조차 털이 거의 없는 여자아이도 있는 거지. 너희 가족이 몸에 털이 많은 편이라면 너도 그럴 확률이 높아.

기를까, 깎을까?

요즘은 몸의 털을 제거하기를 택하는 사람도 있지만 그대로 놔두는 사람도 있지. 얼마 전까지만 해도 다수의 사람들이 체모를 제거했어. 체모 제거가

워낙 당연하게 여겨졌기 때문에 많은 이들이 제모를 해야 한다는 압박감을 느꼈지. 심지어 여자는 원래 몸에 털이 거의 안 난다고 생각하는 사람들도 있었어. 애초에 깨끗이 제모한 여자만을 보아 왔기 때문이었지. 요즘은 털을 제거하지 않는 사람들도 많이 있어. 다리와 겨드랑이, 성기에 털이 자라도록 놔두는 거지.

내 털은 내 마음대로

털을 제거할지 안 할지는 전적으로 네가 결정할 문제야. 아니면 가끔씩만 제모를 하고 그사이엔 털이 자라게 놔둔다 해도 상관없지. 네가 하고 싶은 대로 해! 어느 쪽을 선택하든 간에 털은 자연스러운 신체의 일부라는 걸 아는 게 중요해. 여자도 남자처럼 몸 여기저기 털이 나게 마련이고, 몸에 털이 났다고 해서 불결한 것은 아니야.

면도에 관한 오해

니나가 사춘기였을 때는 겨드랑이 털을 미는 게 세련된 일이었어. 니나도 무척 면도를 하고 싶었지만 그 결과가 두려웠지. 엄마한테서 면도를 하면 털 자체가 완전히 바뀌어 버린다는 경고를 들었거든.

이건 아주 흔한 오해야. 많은 사람들이 면도를 하면 털이 더 짙고 굵어지며 무성하게 자란다고 믿지. 심지어 우리와 이야기를 나눈 성인 여성들 중에도 한번 면도를 시작하면 계속해야만 한다고 생각하는 이들이 있었어. 원래 털이 몇 가닥밖에 없던 부위도 면도를 하면 갑자기 덤불처럼 무성해진다고 말이야.

하지만 결코 그렇지 않아. **면도를 한다고 털이 많아지거나 굵어지는 건 아니야.** 일단 면도를 하고 느낌이 어떤지 확인한 다음 다시 털을 기른다고 해

도 전혀 문제없어. 시간이 좀 지나면 털은 면도하기 전과 똑같은 상태로
돌아올 거야.

털 제거의 역사

털 제거는 늘 유행과 연결된 문제였어. 그리고 제모 유행은 역사를
통틀어 엄청나게 바뀌어 왔지. 기원전 3만 년 전에도 사람들은 이미
체모를 제거하고 있었어. 선사 시대 사람들은 조개껍데기를 족집게
처럼 써서 턱수염과 체모를 뽑았지. 그때부터 체모는 거대한 유행의
파도를 타고 오르락내리락했어. 예를 들어 고대 이집트의 유행은 몸
에 난 털을 최대한 없애는 거였대. 여성들은 몸과 얼굴의 털을 몽땅
제거했고 심지어 머리카락까지 깎아 버렸지!

하지만 15세기에는 음모가 인기를 끌었어. 딱 하나 문제가 있었다
면 당시 사람들은 몸에 이가 많았다는 거였지. 이는 털 속에 숨게 마
련이기 때문에, 음모를 기르는 건 매우 비실용적인 일이었어. 해결
책은 머킨(merkin)이라고 하는 특수 사타구니 가발이었지! 머킨 덕
분에 사람들은 이의 공격을 피하면서도 가랑이의 멋진 털 무더기를
뽐낼 수 있었대.

현대에도 털 제거 관습에는 극적인 변화가 있었어. 1970년대에
는 여성들이 가랑이와 겨드랑이 털을 기르는 게 흔한 일이었지만,
2000년대에 들어서는 음모를 완전히 제거하는 게 유행이 되었지.
그리고 또 20년이 지난 지금, 점점 더 많은 여자들이 체모를 그대로
놔두는 걸 택하고 있어. 털이 다시 유행을 타기 시작한 거야!

면도를 할 때 주의할 것들

만약 네가 제모하는 쪽을 택하겠다면 다양한 방법을 활용할 수 있어. 가장 널리 쓰이는 방법은 **면도날로 밀어 내는 거지**. 하지만 유감스럽게도 면도날을 쓸 경우 피부를 베이거나 뾰루지가 날 수 있어. 피부에 자극이나 염증, 내성 모발이 발생할 수도 있지. 내성 모발은 털이 피부 밖으로 나오지 못하고 안에서 자라는 걸 말해. 혹시라도 이런 문제를 겪는다면 우리가 알려 주는 주의사항이 유익할 거야. 물론 면도날 외에도 제모 크림이나 전기 면도기 같은 방법이 있긴 해.

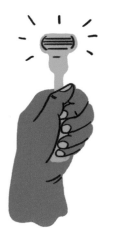

● 엄마나 아빠에게
깨끗한 면도날을 빌려 달라고 해.

● 살을 베이지 않도록 조심해.
처음에는 비교적 쉽게 조절할 수 있는 부위에
연습해 보는 게 좋을 거야.
예를 들어 무릎 같은 곳 말이지.

● 면도할 때 털을 잘 살펴봐. 털이 어느 쪽으로 자라고 있니?
  면도는 반드시 털과 같은 방향으로 해야 해.
  그러니까 피부 위로 털이 뻗어 나간 방향
  말이지. 털과 반대 방향으로 면도를 하면
  더 깨끗하게 깎이긴 하지만 나중에 털이
  다시 돋으면서 울긋불긋하게 부어오르거나
  내성 모발, 가려움이 생길 가능성이 커.

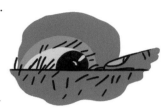

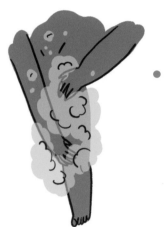

● 면도하기 전에는 샤워를 해.
  면도할 부위를 잘 씻어야 해. 면도날로 털을
  밀면 피부에 미세한 상처가 생긴단다.
  그러니까 먼저 박테리아를 씻어 내지 않으면
  상처에 염증이 발생할 수도 있어.

● 면도할 때는 반드시 털이 난 부위를
  따뜻한 물로 충분히 적시고 면도 크림
  이나 비누 거품을 쓰도록 해. 그러면 털이
  부드러워져서 한결 잘 깎이거든.

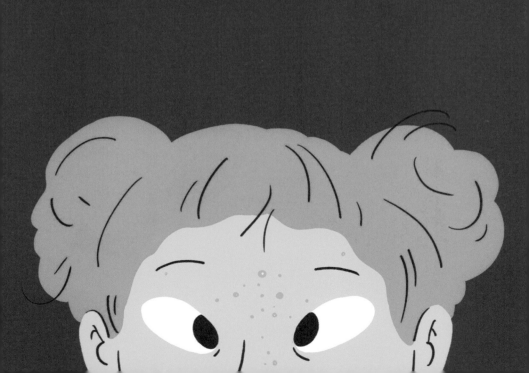

여드름 공격!

사춘기에 겪는 끔찍한 일 중 하나는 뽀루지야. 작고 빨갛고 화끈거리는 데다 성나면 노랗게 곪아 버리는 작은 화산 말이지. 뽀루지는 사실 여드름이라는 아주 흔한 피부 질환의 일부일 뿐이야. 여드름은 지성 피부, 뽀루지, 블랙헤드의 원인이 되지. 뽀루지와 블랙헤드는 얼굴, 등, 목, 어깨와 가슴 등 여러 부위에 나타날 수 있어.

정말로 귀찮은 녀석들이야.

넌 혼자가 아니야

여드름에 공격당하는 건 너뿐만이 아니야. 청소년이라면 누구나 뽀루지가 나기 마련이지만, 뽀루지가 몇 개 없는 아이가 있는가 하면 셀 수 없이 많은 아이도 있지. 순전히 유전과 피부 유형, 그리고 각자의 운에 달려 있어. 한 가지 위로되는 점이라면 뽀루지도 시간이 지나면서 점점 줄어들게 마련이라는 거지. 대체로 열여덟 살 무렵에 가장 고약하다가 그 후로는 서서히 나아진단다.

청소년의 경우 특히 얼굴의 'T존' 부위에 여드름이나 블랙헤드가 생기곤 해. T존이 뭐냐고? 네 얼굴에 크게 T자를 그린다고 상상해 봐. 네 이마가 T의 위쪽 가로획이 되고 코와 턱은 세로획이 되는 거야. 좀 더 나이가 들면 뽀루지도 다른 부위에 더 많이 생기게 되지. 뺨 같은 곳 말이야.

여드름은 호르몬 때문이야

우리가 가장 중요하게 말하고 싶은 건, 여드름이 나는 건 절대 네 탓이 아니란 거야. 여드름이 난다고 해서 건강하지 못하거나 불결한 것은 아니야. 어떤 사람들은 제대로 씻지 않으면 여드름이 난다고 생각하지만, 그건 잘못된 생각이야. 네게 여드름이 생기는 건 몸속을 흐르는 새로운 호르몬에 대한 반응 때문이야.

지성 피부

거울로 얼굴 피부를 잘 들여다보면 미세한 점이 보일 거야. 이 점을 '모공'이라고 하는데, 말하자면 피부 아래 숨겨진 작은 구멍의 입구인 셈이지. 모공 안에서는 '피지'라는 기름진 물질이 만들어져. 피지는 윤활유처

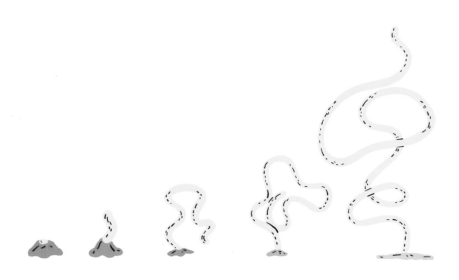

50

럼 우리의 피부와 털을 보호하는 역할을 해. 인간은 몸에 옷을 입지만 얼굴은 그대로 햇볕과 바람에 노출시키고 있잖아? 그러니까 어느 정도의 피지는 몸에 유익한 거야. 특히 날씨가 추울 땐 말이지.

하지만 사춘기가 되어 체내에 호르몬이 늘어나면 모공도 더 많은 피지를 생산하라는 명령을 받지. 그러면 피지가 많아져서 지성 피부를 만드는 거야.

블랙헤드가 뭐예요?

모공에는 종종 각질이 쌓이는데, 그러면 피지가 배출되지 못하고 모공 안쪽에서 작은 마개처럼 굳어져 버려. 그렇게 되면 피부에 작은 갈색이나 검은색 점이 생기지. 이런 색깔 때문에 이 점을 블랙헤드(blackhead)라고 부르는 거야. 노르웨이에서는 블랙헤드를 '피부벌레'라고 불러.

왜냐고? 블랙헤드를 짜서 길쭉하게 튀어나온 피지를 보면 알게 될 거야. 노랗고 부드러운 피지 끝에는 종종 벌레 머리처럼 보이는 까만 점이 있어. 그러니까 피부벌레엔 까만 머리(black head)가 달려 있는 거지!

피지가 벌레처럼 보이긴 해도 걱정하진 않아도 돼, 진짜로 살아 있는 건 아니거든! 블랙헤드가 까만 건 불결하기 때문이라고 오해하는 사람들이 많은데, 그렇지 않아. 블랙헤드의 색은 멜라닌이라는 색소가 쌓여서 생겨난 거야.

> 멜라닌은 피부의 색소야.
> 피부색이 짙은 사람은 멜라닌이 많고,
> 반대로 피부색이 옅은 사람은
> 멜라닌이 적은 거지.

뾰루지가 뭐예요?

뾰루지란 간단히 말하면 모공에 생긴 가벼운 염증이야. 피부 표면에 사는 박테리아가 모공 안으로 들어가 소란을 피울 때 염증이 생기지.

> 뾰루지가 청소년이라면 누구나 겪는 모공 염증이란 거 알고 있니?

모공이 막혀서 피지가 쌓이면 박테리아는 기뻐해. 밀폐된 공간에서 맛있는 걸 실컷 먹으며 신나게 즐길 수 있다는 뜻이니까. 하지만 신체의 군대라고 할 수 있는 백혈구 세포는 이런 사태를 싫어해서 박테리아를 박멸하려고 하지. 박테리아와 백혈구 사이에 전쟁이 일어나면 뾰루지 주변 피부가 달아오르고 붉게 부풀어 올라. 뾰루지 속의 노란 고름은 죽은 백혈구와 박테리아, 각질의 혼합물이지.

뾰루지와 생리

뾰루지와 블랙헤드는 호르몬의 영향을 받기 때문에 생리 주기에 따라 나타났다가 사라지곤 해. 생리 주기가 시작되어 끝날 때까지는 한 달 정도 걸리는데, 이 한 달 동안 핏속의 호르몬 양은 그날그날 달라져. 네 이마에 없던 뾰루지가 돋았다면 조만간 생리가 시작된다는 뜻일 수 있어.

뾰루지 짜기

뾰루지를 짜는 건 참기 어려운 유혹이지. 뾰루지 짜는 게 너무 즐거워서 유튜브로 굳이 그런 영상을 찾아보는 사람들도 있어. 하지만 뾰루지는 가급적 안 짜는 게 낫다는 얘긴 너도 들었겠지? 뾰루지를 짜고 파내는 과정에서 피부가 상하고 흉터가 남을 수 있기 때문이야.

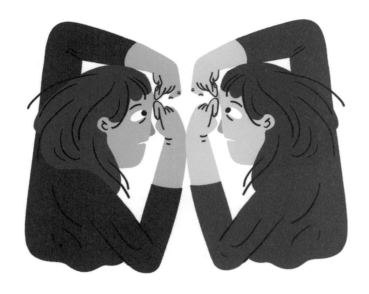

하지만 솔직히 말해서, 조심하기만 한다면 가끔 뾰루지 하나쯤 짜는 건 괜찮아. 그리고 더 솔직히 말하면, 우리 대부분은 그래선 안 된다는 걸 알면서도 가끔 뾰루지를 짜곤 하지. 뾰루지가 짜도 될 만큼 곪은 상태인데 통증이 있다면 고름을 빼내는 편이 덜 아플 수 있어. 뾰루지 윗부분이 샛노랗고 팽팽해졌다면 충분히 곪은 거야. 하지만 충분히 곪지 않은 뾰루지는 터뜨리면 안 돼. 준비되지 않은 뾰루지를 터뜨리면 염증이 더 심해질 수도 있어. 피부 속 고름이 빠져나올 구멍이 없기 때문이지. 뾰루지를 짜기 전에는 손을 깨끗이 씻어야 감염을 막을 수 있어. 뾰루지를 짜내고 나면 피부가 한동안 울긋불긋해지고 부어오를 수 있다는 것도 잊지 마.

뾰루지에 관한 오해

사람들이 흔히 얘기하는 뾰루지 예방법은 대부분 효과가 없어. 뾰루지에 치약을 바르라느니 효모로 마스크 팩을 만들어 쓰라느니 하는 것 말이야. 그런 말에 솔깃해선 안 돼. 뾰루지와 음식에 관한 오해도 아주 많지. 초콜릿이나 설탕을 먹으면 뾰루지가 생긴다는 얘기 들어 봤어? 하지만 과학자들은 지금까지 뾰루지와 음식 간에 어떤 상관 관계도 발견하지 못했어.

해결책이 있을까요?

일부 청소년들은 뾰루지가 자존감을 떨어뜨리고 정신 건강에도 문제를 일으킨다고 느끼지. 그렇다면 당연히 치료를 받는 게 좋아.

약국에 가서 일반의약품을 살 수도 있어. 하지만 뾰루지가 정말로 심각하다면 병원에 가야겠지. 의사가 네게 맞는 뾰루지 약을 처방해 줄 거야. 대체로 사람들이 가장 먼저 복용하게 되는 건 경구 피임약이야. 경구 피임약의 주성분인 여성 호르몬 에스트로겐은 피부에 유익하거든. 아니면 의사에게 뾰루지 박테리아를 죽이고 피지를 줄여 주는 크림을 처방받을 수도 있어.

악성 여드름

청소년 중에는 악성 여드름에 시달리는 경우가 있어. 아주 커다란 뾰루지가 나고, 심지어 뾰루지를 짜지도 않았는데 피부에 분화구 같은 흉터가 남기도 하지. 이런 흉터는 그 모양과 깊이 때문에 '얼음 송곳 자국'이라고 부르기도 해. 악성 여드름 환자들은 더욱 강력한 약을 처방받을 수 있어. 이른 시기에 제대로 치료받기만 하면 피부에 흉터도 적게 남을 거야. 만약 네가 악성 여드름 환자라면 얼른 피부과 전문의에게 가야 해.

여드름 대처법

- 하루에 한두 번은 비누가 아닌 순한 세안제로 얼굴을 씻어. 일반 비누는 여드름 피부엔 너무 강해서 상태를 악화시킬 수 있거든.

- 약국에서 여드름 치료용 일반의약품을 살 수 있어. 하지만 특히 민감성 피부의 경우 이런 약품을 쓰면 자극을 받아서 화끈거릴 수도 있지. 네게 적합한 약을 찾을 때까지 다양한 약을 써 보고 약사에게 조언도 구하는 게 좋아. 여드름 약은 바르기 전에 꼭 피부 한 곳에 시험해 봐. 알레르기가 생기지 않는지 확인하기 위해서야.

- 얼굴을 닦을 때는 마른 수건으로 가볍게 닦거나 손을 쓰도록 해. 여러 번 쓴 수건은 박테리아의 온상이 될 수 있으니까.

- 피부에는 순한 보습제를 사용하고 유분이 너무 많은 제품은 피해야 해. 유분이 많다는 건 주성분이 기름이나 지방이라는 뜻이야. 수분 크림은 대체로 순한 보습제에 속하지. 지성이나 민감성 피부를 위한 다양한 제품이 나와 있으니 그런 걸 쓰면 모공이 막히지 않을 거야.

- 화장품으로 뾰루지를 가리고 싶다면 피부에 부담이 적은 파운데이션이나 컨실러를 쓰는 게 중요해. 과도한 화장은 뾰루지를 악화시키니까. 그리고 밤에 자기 전에는 반드시 화장을 지워야 해.

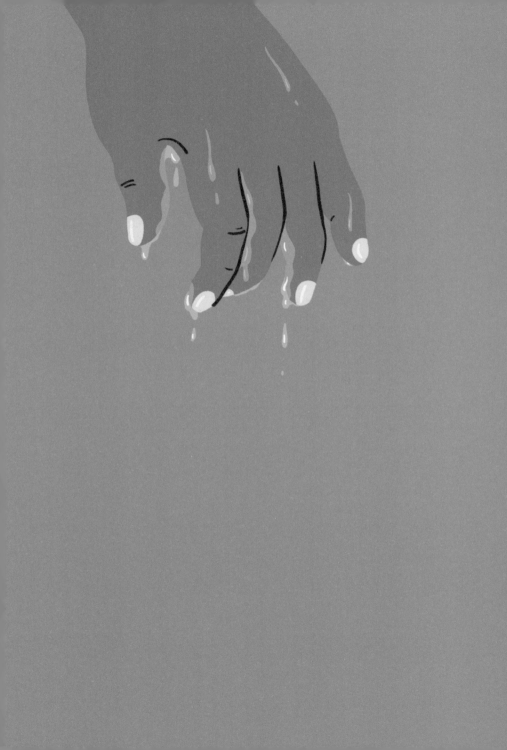

땀

사람은 더우면 땀을 흘려. 우리도, 너도, 그리고 비욘세도 마찬가지야. 놀거나 운동할 때도 땀이 나오는데, 대량으로 소비된 에너지가 체내에서 열기로 전환되기 때문이지. 정말로 덥거나 운동을 아주 많이 할 때면 땀이 줄줄 흘러내리기도 해. 땀은 신체가 스스로를 식히는 수단인 셈이지.

땀은 몸에 유익해

땀을 흘린다는 건 겨드랑이에 얼룩이 지거나, 배낭을 메고 걸어 다닌 뒤 등에 커다란 자국이 생기거나, 의자나 벤치에 앉았다가 일어나면 엉덩이 흔적이 남을 수도 있다는 뜻이지. 이 모두가 자연스럽고 정상적인 현상이지만 민망한 일이기도 해. 우리가 만난 환자 중에는 땀을 너무 창피하게 생각해서 무슨 방법을 써서든 줄이고 싶다는 사람도 있었어. 이런 경우에는 땀이 인체에 어떻게 유익한지 설명해 주는 게 중요하다고 생각해. 그러면 땀을 우리의 친구로 여기기가 좀 더 쉬워지거든.

땀은 피부 속의 미세한 땀샘에서 만들어져. 그런 다음 모공을 통해 흘러나와 얇은 수분 막, 혹은 아주 작은 물방울로 피부를 뒤덮지. 네가 너무 덥다고 느낄 때면 몸에서 그 열기를 이용해 땀을 내뿜어. 그러면 몸이 식게 되는 거지. 땀은 아주 절묘한 현상이야. 땀이 없었다면 우리는 말 그대로 쪄 죽었을 테니까.

'돼지처럼 땀을 흘린다'

모든 동물이 인간처럼 절묘한 땀 시스템을 갖춘 건 아니야. 예를 들면 돼지는 땀이 나오지 않기 때문에 몸을 식힐 수 있는 또 다른 기발한 방식을 찾아내야 했지. 그래서 돼지가 진흙탕이나 물웅덩이, 심지어 자기 소변 속에서 뒹구는 거야! 그러니 '돼지처럼 땀을 흘린다'라는 건 정말 어이없는 표현이지. 돼지는 애초에 땀이 나지도 않으니까.

물은 얼마나 마셔야 하나요?

땀은 몸에 유익한 것이지만, 지나치게 덥거나 오랫동안 고된 일을 하면 땀이 너무 많이 나서 체내에 수분이 부족해져. 그러니 땀을 많이 흘렸다면 물을 평소보다 더 마셔야겠지. 인간은 체내에 수분이 모자라면 갈증을 느껴. 물은 많이 마실수록 좋다고 생각하는 사람들도 있지만 그건 잘못된 생각이야. 땀을 엄청나게 흘린 경우가 아니면 물은 목이 마를 때만 마시면 돼. 하루에 1.5리터 정도면 충분해. 물을 필요한 것보다 더 많이 마신다면 바로 소변으로 나올 뿐이야.

소변이 알려 주는 것

네가 물을 얼마나 마셔야 할지 궁금하니? 소변을 본 다음 변기 안을 살펴봐. 물을 너무 조금 마신다면 소변이 진한 노란색일 거야. 반대로 물을 너무 많이 마신다면 소변은 물처럼 무색에 가깝겠지. 하지만 소변이 연노란색이라면 넌 물을 적당히 마시고 있는 거야.

땀이 많은 사람들

누구나 땀을 흘려. 덥거나 운동을 할 때면 더 많은 땀을 흘리지. 하지만 항상 남들보다 땀을 더 많이 흘리는 사람들도 있어. 유전자 문제지. 그러니까 우리가 땀을 얼마나 흘리는지도 유전에 달려 있는 거야. 땀을 많이 흘리는 건 장점일 수도 있어. 땀을 적게 흘리는 사람보다 더위에 강하다는 거니까. 하지만 어떤 사람은 땀을 너무 많이 흘리는 나머지 일상생활에 지장을 겪기도 해. 손발에서 땀이 뚝뚝 떨어지고, 딱히 날씨가 덥거나 힘을 쓴 것도 아닌데 옷이 흠뻑 젖기도 하지. 이런 경우가 비정상인 건 아니지만, 그래도 땀이 너무 많아서 괴롭다면 의사에게 도움을 요청할 수 있어. 왜 어떤 사람은 유난히 땀이 많은 건지 과학자들도 아직 잘 모른대.

식은땀이 나는 이유

살짝 겁이 날 때면 손이나 겨드랑이에서 땀이 나오곤 하지. 예를 들어 수업 시간에 손을 들고 내 생각을 말하려고 할 때, 혹은 텔레비전에서 해 주는 무서운 영화를 볼 때 갑자기 땀이 나는 거지. 이런 현상은 매우 정상적이야. 네 몸의 위기 감지 시스템이 제대로 작동한다는 뜻이니까. 넌 위험한 일을 처리할 준비가 되어 있는 거야!

사춘기 냄새

아이도 어른도 땀을 흘려. 하지만 중요한 차이가 있는데, 아이는 몸에서 땀이 나오는 부위가 어른보다 더 적어. 그러다 사춘기가 되면 마침내 몇몇 특수한 땀샘들이 작동하기 시작하는데, 바로 우리 가랑이와 겨드랑이의 땀샘들이야. 이 녀석들에겐 '아포크린샘'이라는 그럴싸한 이름이 붙어 있어.

> 누구나 땀을 흘려!
> 지극히 정상적인 일이야.

다른 신체 부위의 평범한 땀샘에서는 짭짤한 맛에 아무 향도 없는 묽은 액체가 나오지. 이런 땀의 역할은 몸을 식혀 주는 거야.

하지만 가랑이와 겨드랑이의 아포크린샘에서는 지성 액체가 나와. 우리가 땀이라고 하면 떠올리는 특유의 맛과 냄새를 지닌 액체지. 그 냄새를 정확히 표현하기는 어려워. 독특해서 누구나 쉽게 알아차릴 수 있고, 어찌 보면 살짝 달콤하기까지 한 냄새야. 하지만 그 냄새는 무얼 먹고 마시는지에 따라 달라질 수 있어. 만약 네가 카레를 먹는다면 그 다음 날 땀에서 카레 냄새가 날 수 있다는 거지! 아주 흥미롭지?

체취의 원인은 뭔가요?

사춘기를 맞아 가랑이와 겨드랑이의 아포크린샘에서 땀이 나오기 시작하면 마침내 제대로 된 땀 냄새를 풍기게 돼. 이 땀을 오랫동안 씻지 않으면 몸에서 악취가 나지. 이런 악취는 왜 생기는 걸까? 인간의 피부에는 유익한 박테리아 군집이 있는데, 이들에겐 양분이 필요하지. 박테리아는 아포크린샘에서 나오는 땀을 좋아해서 진수성찬처럼 먹어 치우곤 해.

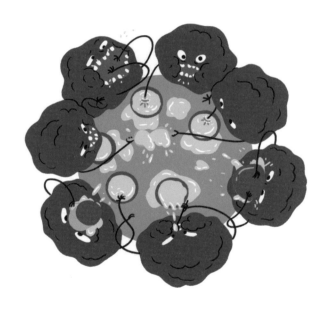

땀을 너무 먹어서 움직이지 못할 지경이 되면 가스를 배출하고 배설도 하지. 게다가 인간과 똑같이 악취도 풍겨. 땀 자체에서는 딱히 강한 냄새가 나지 않아. 악취가 나기 시작하는 건 몸이나 옷을 한동안 안 씻었을 때지. 씻어야 할 타이밍인지 확인하려면 네 겨드랑이와 어제 입은 티셔츠 냄

새를 맡아 봐. 옷에서 악취가 나거나 얼룩이 보이지 않는다면 빨래를 좀 더 미루어도 돼.

탈취제 만세!

탈취제에 함유된 '발한 억제' 성분은 몸의 모공을 막아서 땀이 덜 나오게 해 줘. 유익한 박테리아가 땀을 먹어 치우는 것을 막아 주는 성분도 들어 있지. 그래서 땀 냄새가 줄어드는 거야.

발 냄새 나는 양말

발에서 나는 땀은 많은 사람들에게 익숙한 고민거리지. 노르웨이에는 발 냄새를 가리키는 '발 방구'라는 말이 따로 있을 정도야. 몸의 다른 부위보다 발에서 유독 땀이 많이 나는 건 사람들이 신발을 신기 때문이지. 나머지 신체 부위의 피부는 자유롭게 호흡하며 땀을 배출하지만 불쌍한 발은 갑갑한 포장 속에 갇혀 자기가 흘린 땀에 잠겨 있어야 하니까. 누구든 꼭 맞는 신발을 신고 하루를 보내면 발에서 냄새가 나게 마련이야. 자연스러운 일이지. 발 냄새를 줄이는 간단한 방법은 꼭 양말을 신고 땀이 잘 빠지는 신발을 고르는 거야. 종종 발에 바람을 쏘여 주는 것도 중요해.

성기에서는 왜 냄새가 날까요?

성기 주변에서도 땀이 나오기 때문에 아무래도 땀 냄새가 날 수밖에 없어. 당연한 일이고, 누구나 성기에서 냄새가 난단다. 하지만 성기에는 탈취제를 쓰지 않는 게 좋아. 그곳의 피부는 매우 민감해서 강한 화장품이나 향수를 못 견디거든.

샤워 강박증

땀 냄새가 문제로 여겨지기 시작한 건 현대에 들어와서야. 탈취제, 비누, 향수를 쓰고 거의 매일 샤워를 하게 되기 전에는 체취가 당연한 것으로 여겨졌지. 지금도 인간의 몸에선 당연히 냄새가 나게 마련이라는 사실을 명심하렴. 게다가 피부에 서식하는 유익한 박테리아는 질병을 일으키는 해로운 박테리아로부터 우리를 보호해 준단다.

샤워를 너무 자주 하면, 게다가 매번 비누까지 쓴다면 너를 질병에서 지켜 주는 신체의 중요한 일부분을 제거하게 되는 거야. 날마다 샤워를 하면 자연적으로 형성된 피지 층이 얇아져서 피부 염증이나 습진이 생길 가능성도 높아져. 다시 말해서 샤워는 운동 후에만 하고 비누 사용도 가능한 한 줄이는 게 좋다는 거지. 물론 손 씻기는 예외야.

체취와 음식, 그리고 문화

체취가 음식의 영향을 받는다는 건 개인이 속한 문화권에 따라 체취도 달라진다는 얘기와 같아. 너도 외국을 여행한 적이 있다면 눈치 챘을 거야. 우리가 익숙한 냄새를 못 느끼는 건 당연한 일이야. 뇌는 익숙한 감각에 둔감해지게 마련이거든. 사람들이 종종 자기가 쓰는 향수 냄새를 느끼지 못하고 너무 많이 뿌려버리는 것도 이 때문이지. 마찬가지로 우리는 자신의 체취를 못 맡는 반면 우리와 다른 체취는 뚜렷하게 느끼곤 해.

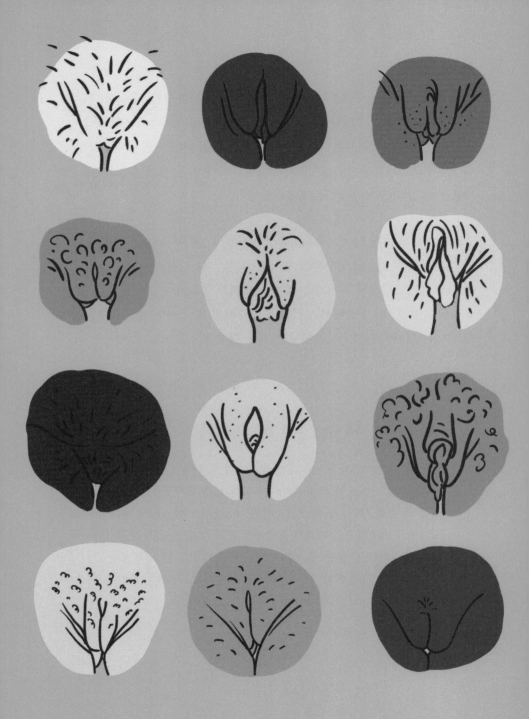

성기

너의 다리 사이에는 널 기분 좋게 할 수 있고, 아이를 갖게 해 주는 신체 부위가 있어. 너의 성기, 혹은 외음부라고도 하는 부위지. 외음부는 다양한 부분들로 이루어져 있어. 네가 그러고 싶다면 아래의 설명을 읽어 본 다음 손가락으로 직접 그 부분들을 찾아봐도 좋아. 아니면 가랑이에 거울을 갖다 대고 자세히 관찰해 볼 수도 있지. 어릴 때부터 자신의 성기에 호기심을 갖고 탐구하는 사람들도 있지만, 별로 흥미를 느끼지 못하거나 왠지 무서워서 좀 더 나이가 들 때까지 기다리는 사람들도 있어. 너의 성기는 평생 동안 많은 변화를 거치는데, 특히 사춘기에는 엄청난 변화가 생기지. 이제 그 변화에 관해 제대로 알아야 할 때야.

불두덩

성기 부위는 배 아래부터 시작돼. 작고 통통하게 지방이 축적된 이 부위를 불두덩, 영어로는 the mount of Venus(비너스의 언덕)라고 해. 비너스는 고대 로마에서 사랑과 성, 생식을 주관하는 중요한 여신이었지. 그리고 지구 바로 옆에 있는 행성인 금성의 이름이기도 해. 불두덩이 볼록하게 나온 여자들이 있는가 하면 납작한 여자들도 있어. 사춘기에는 이 부위가 털로 뒤덮이게 된단다.

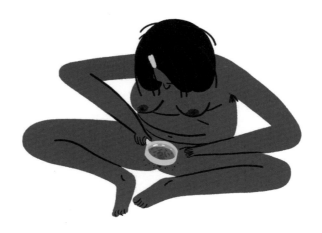

외음부

불두덩 아래의 가랑이에는 외음부가 있어. 영어로는 vulva라고 하는데 라틴어에서 온 단어야. 성기의 바깥쪽을 가리키는 외음부는 튤립 꽃 같은 형태지. 꽃잎 부분을 음순이라고 불러(영어 명칭은 labia인데 라틴어로 입술을 뜻해). 네 몸에는 음순이 두 쌍 있는데 이를 각각 대음순과 소음순이라고 불러. 음순은 내부 성기를 보호해 주는 아주 중요한 부위지. 대음순에 도톰하게 축적된 지방은 교통사고가 났을 때 에어백이 그러듯 성기를 외부의 충격에서 보호해 줘. 소음순은 좀 더 얇고 아주 민감하지.

너의 성기를 자세히 알아보자! 거울을 가져와서 그곳을 비춰 봐.

대음순과 소음순

대음순과 소음순을 덮은 피부도 서로 달라. 대음순은 네 몸 다른 부위와 똑같이 평범한 피부로 덮여 있어서 그 위에 털이 자라지. 하지만 소음순은 네 입 안쪽과 비슷한 점막으로 덮여 있어서 표면이 미끈거리고 털도 자라지 않아.

어린 시절에는 소음순이 대음순 안쪽에 숨겨져 있곤 해. 그때는 외음부가 오므린 튤립 봉오리 같아서 대음순만 보이게 되지. 사춘기가 되면 소음순이 커져서 존재를 뚜렷이 드러내. 마치 튤립 봉오리가 서서히 벌어지면서 안쪽에 있던 더 많은 꽃잎들이 드러나는 것처럼 말이야. 절반 이상의 여자들은 소음순이 길쭉하게 자라서 대음순 밖으로 불쑥 튀어나오기도 해. 소음순에 주름이 잡혀 쪼글쪼글해지기도 하고, 양쪽 소음순의 길이가 서로 달라질 수도 있지. 사춘기에 이르면 외음부 색깔이 짙어져 까맣게 되는 여자아이들도 있어. 이 모두가 정상적인 현상이야.

> 외음부가 눈송이와 같다는 거 알고 있니? 하나하나 전부 다르게 생겼다는 점에서 말이야!

외음부 정면의 소음순이 서로 만나는 지점에는 작고 볼록하게 튀어나온 음핵이 있어. 이 부위에 관해서는 조금 있다가 이야기할게.

67

두 개의 구멍

대음순과 소음순을 손가락으로 벌려
보면 구멍이 두 개 나올 거야. 앞쪽에
있는 것은 요도구로 소변이 나오는 곳이
지. 이 구멍은 아주 작아서 눈에 잘 보이지
않아. 그보다 1~2센티미터 뒤에 질 입구가 있어.
질은 길쭉한 관 모양이고 자궁이라는 기관으로 이어져 있지. 여자가 임신
하면 바로 자궁 안에서 아기가 자라는 거야.

소변과 생리혈이
각각 다른 구멍에서 나온다는 거
알고 있니?

네 몸이 완전히 성장했을 때 질의 길이는 7~10센티미터 정도가 돼. 질은
길이와 너비 모두 유연하게 늘어날 수 있어. 어쨌든 그리로 아기가 나올
수 있어야 하니까! 냉과 생리도 질을 통해 나오기 때문에 탐폰을 쓸 경우
바로 이곳에 삽입해야 해. 질의 영어 명칭은 labia인데 라틴어로 '칼집'을
뜻하지.

질은 얇지만 강한 근육으로 둘러싸여 있어. 이 근육은 소변을 참을 때
쓰이는 한편 질을 좁게 조이거나 넓게 풀어 줄 때도 쓰이지. 만약 네가 탐
폰을 쓰려고 한다면 이 근육에 대해 알아야 해.

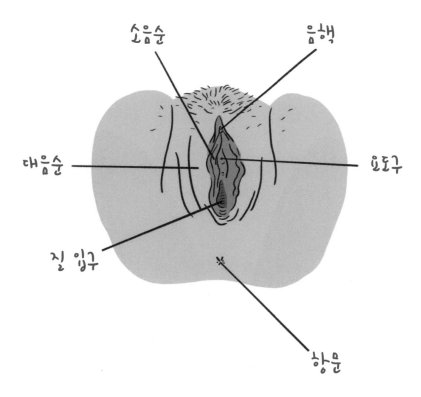

소음순   음핵

대음순

요도구

질 입구

항문

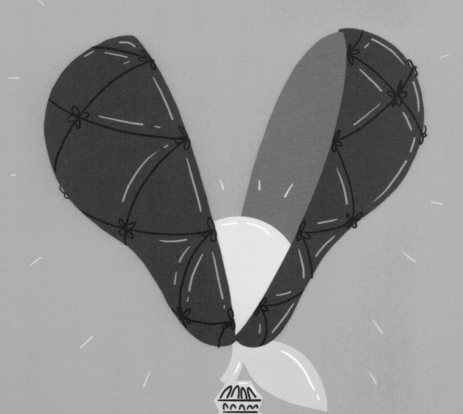

내부 성기

자궁

배 안쪽에 있는 자궁은 마치 서양 배를 거꾸로 뒤집어 놓은 것처럼 생겼어. 하지만 서양 배와 달리 자궁 안쪽은 비어 있지. 거기에는 중요한 이유가 있어. 여자가 배 속에 아기를 가졌다는 건 정확히 말하면 자궁에 아기가 들어 있다는 뜻이거든. 그러니까 아기가 태어날 때면 자궁에서 질을 통해 여자의 몸 밖으로 밀려 나오는 거지.

자궁은 복부 아래쪽의 골반뼈 사이에 있어. 네가 사춘기에 이르면 자궁도 성숙해져서 크기가 커지고 내부가 부드러워져. 자궁이 성숙하면 생리가 시작되는데, 생리는 자궁 안에서 만들어지지. 성숙한 자궁의 길이는 8센티미터 정도란다.

자궁 경부

외음부에서 자궁까지는 질을 통해 연결되어 있어. 그러니까 질이 끝나는 곳이 바로 자궁 입구인 거지. 질 가장 안쪽을 더듬어 보면 작고 단단한 코끝을 만지는 느낌이 드는데, 이 부위가 자궁의 가장 아래쪽에 있는 자궁 경부야. 자궁 경부 가운데에는 새끼손가락도 들어가지 않을 만큼 작은 구

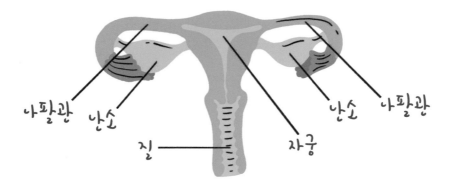

나팔관　난소　질　자궁　난소　나팔관

멍이 있는데, 여기서부터 좁은 통로가 시작되어 자궁 내부로 이어져. 생리혈이 이 통로를 통해 나오고 냉도 대부분 이곳에서 만들어지지.

임신, 피임, 출산

그런데 어떻게 길이 8센티밖에 안 되는 자궁이 아기의 몸을 담아 둘 수 있냐고? 자궁벽은 아주 유연하거든. 아기가 성장함에 따라 자궁도 늘어난단다. 아기가 나오기 직전에는 자궁이 엄청 커져서 임산부의 거대한 복부를 거의 다 채울 정도지.

자궁벽은 유연할 뿐만 아니라 튼튼하기도 해. 강력한 근육 다발로 이루어져 있기 때문이야. 아기가 나올 때면 자궁벽이 조여들어서 자궁은 경련을 일으키며 수축하지. 이 근육 경련은 진통이라고 하는데 아기가 자궁에서 나오는 걸 거들어 줘. 간단히 말하자면 아기를 밖으로 밀어내는 거지. 생리를 할 때도 비슷한 현상이 나타나. 자궁 안에서 생리가 만들어지면 자궁벽이 경련을 일으켜 피와 점액을 밖으로 밀어내는 거야.

난자

자궁 위로는 두 개의 가느다란 관이 튀어나와 있지. 이 관을 **나팔관**이라고 해. 양쪽 나팔관 끝에는 작은 주머니가 달려 있어. 이 주머니, 즉 **난소**는 네 몸속의 난자가 보관되어 있는 곳이야. 여성 생식 세포인 난자는 남성 생식 세포인 정자와 만나서 새로운 인간을 탄생시키지. 나팔관의 역할은 난자를 난소에서 자궁까지 운반하는 거야.

여자는 난소 안에 30만 개의 난자를 지닌 상태로 태어나. 남자는 평생 동안 새로운 정자를 만들어 내지만 여자는 난자를 새로 만들어 내진 않아. 다시 말해서 이미 가지고 태어난 난자를 느리지만 꾸준하게 사용한다는 거지. 45세쯤이면 난자가 거의 다 떨어지는데, 난소가 비었다는 것은 즉 완경기에 이르렀다는 거야. 생리가 멈추고 출산도 더는 할 수 없게 되지.

난소 가동 시작

난소는 난자를 보관할 뿐만 아니라 여성 호르몬인 에스트로겐도 생산한단다. 사춘기를 맞은 너의 몸을 아이에서 여성으로 변화시키는 호르몬이 바로 에스트로겐이지.

여성 호르몬의 이름이 에스트로겐이라는 거 알고 있니?

게다가 자궁과 성기를 성숙시켜 생리가 시작되게 하기도 해.

여성 히스테리아와 '돌아다니는 자궁'

수천 년 전 고대 그리스의 과학자들은 감정이 격한 여성들이 '히스테리아(hysteria)'라는 질병에 걸린 거라고 생각했어. '히스테리컬(hysterical)'하다는 말을 들어 본 적 있니? 바로 저 그리스어에서 나온 말이야. 그리스인들은 히스테리아의 원인이 자궁 때문이라고 생각했어. 자궁이 살아 있는 생물처럼 마음대로 몸속을 돌아다녀서 여자들이 미쳐 버린다고 믿었던 거지. 히스테리아라는 말은 그리스어로 '자궁'을 뜻해.

오늘날 우리는 자궁이 몸속을 돌아다니진 않는다는 걸 잘 알고 있지. 여자들이 분노나 공포 같은 격한 감정을 드러낸다고 해도 그게 자궁 탓은 아닌 거야.

여자든 남자든 격한 감정을 느끼게 마련이야. 그런 감정은 인간성의 일부분이고 정체불명의 여성 질병 따위가 아니지. 하지만 많은 사람들은 여전히 감정을 드러내는 여자들을 깎아내리고 자신의 권리를 주장하는 여자들을 '히스테리컬'하다고 여기지. 이런 것도 하나의 성차별이야.

어떻게 하면 임신이 되나요?

임신을 하려면 여자의 난자가 남자의 정자를 만나야 해. 정자는 작은 올챙이처럼 머리에 달린 꼬리를 휘둘러 헤엄을 치지. 정자는 남자가 오르가즘을 느낄 때 정액이라는 끈적끈적한 액체와 함께 음경에서 뿜어져 나와. 정액 속에는 정자 수백만 개가 있지만 너무 작아서 눈으로 볼 순 없어.

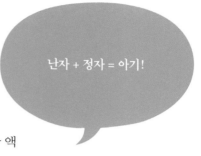

난자 + 정자 = 아기!

임신을 하는 가장 일반적인 방식은 질 삽입 섹스야. 음경을 질에 삽입하는 거지. 정자는 질을 통해 여자 몸속으로 들어가 난자와 만나.

난자와 정자라는 동화

아마 너도 이미 난자와 정자의 동화 같은 이야기를 들어보았을 거야. 전 세계의 교실에서 들려주는 동화 말이지.

강하고 용감한 정자 수백만 개가 질을 헤엄쳐 올라가서 자궁 경부의 구멍을 통과해. 그들 사이에는 맹렬한 경주가 펼쳐져. 말 그대로 생사가 걸린 싸움이지. 단 하나의 정자, 가장 빠르고 우수한 정자만이 경쟁에 승리하고 나머지 정자는 애만 쓰다가 죽는 거야.

이 경주의 목적은 여자의 몸속에서 참을성 있게 기다리는 난자에 가장 먼저 도착하는 거지. 난자는 마치 동화 속 공주 같아. 그중에도 특히 '잠자는 숲속의 공주' 말이야. 난자는 잠들어 있고 자기에게 일어날 일을 선택할 수 없어. 그냥 죽은 것처럼 가만히 누운 채 언젠가 정자 왕자님이 나타나서 키스로 자기를 깨워 주길 기다리고 있는 거야.

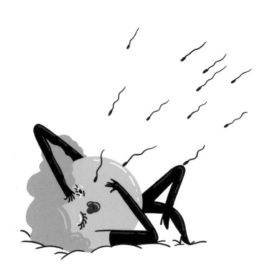

마침내 가장 빠르고 우수한 정자가 경주에 이겨서 공주를 얻게 돼. 둘은 하나가 되고, 난자는 이 문제에 관해 한마디도 할 수 없어. 바로 이것이 임신의 시작이라고 동화는 이야기하지.

우리가 이 이야기를 '동화'라고 부르는 건, **이 동화가 결코 사실이 아니기 때문이야.** 사실 학교에서 배운 이런 이야기는 오류투성이란다.

난자와 정자의 '진짜' 이야기

처음부터 다시 이야기해 보자. 정자들이 경주를 하는 것까지는 사실이야. 하지만 정자들은 서툴러. 어디로 가야 할지 잘 몰라서 대부분 질 한구석에서 길을 잃어버리지. 소수만이 올바른 경로를 찾아내고, 나머지 대부분은 양쪽 나팔관 중 잘못된 쪽을 선택한 나머지 어둠 속에서 외로이 죽어. 나팔관을 제대로 찾은 정자들도 한참을 기다려야 해. 영웅적인 경주 끝의 결승선 같은 건 존재하지 않아.

한편 난소에서도 나름대로 분주해. 난자들 간에도 경쟁이 일어나거든. 매달 난자 1천 개가 성숙해지지만 배란기에 난소를 떠날 수 있는 건 그중 단 하나뿐이야. 정자를 다루었던 것과 똑같은 방식으로 이야기하자면, 가장 우수하고 대담한 난자가 승리를 차지해. 나머지 난자들은 실망한 채 죽어가지. 그리고 배란이 끝나면 선택된 단 하나의 난자가 나팔관을 따라 내려와 정자를 만나게 돼. 진정한 주인공이라면 누구나 그렇듯 난자도 적당히 늦게 파티에 도착하는 거지. 가끔은 정자가 나팔관에서 꼬박 닷새 동안 난자를 기다리기도 해. 하지만 난자가 나타나야 마침내 파티가 시작되는 거야.

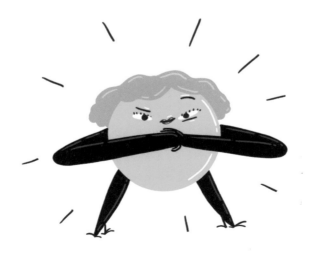

최근의 연구에 따르면 난자는 정자를 선택하는 데 적극적으로 참여할 수도 있어. 다양한 정자를 확인하고 생김새가 마음에 들지 않는 구혼자를 거부하기도 하지. 이렇게 보면 난자는 잠자는 숲속의 공주보다도 '내 멋대로 공주'(배빗 콜의 동화책 제목으로, 마음에 안 드는 왕자들을 격퇴하는 씩씩한 공주가 주인공이다—옮긴이)에 가깝지. 난자는 파티에 나와서 자기와 춤을 추고 싶어 안달 난 정자 숭배자들에게 둘러싸일 거고, 정말로 마음에 드는 정자를 만나야만 춤추는 데 동의할 거야.

선입견 깨부수기

이 두 이야기의 차이는 동화 속에선 난자가 수동적인 반면 실제로는 적극적이라는 거야. 그 점이 왜 중요한지 의아할 수도 있겠지. 어쨌든 난자가 정자를 만나서 아기가 생기는 결말은 마찬가지니까 말이야. 하지만 우리는 동화 속의 오류를 알려 주는 것이 중요하다고 생각해. 여성에 관한 흔해 빠진 편견을 잘 보여 주는 사례니까. 동화 속에서는 난자가 자기 의견 같은 건 없이 가만히 앉아서 조신하게 기다리는 착한 여자아이로 그려지지. 반면 정자는 강인하고 거친 영웅처럼 묘사돼.

왜 사람들은 사실과 전혀 다른 이런 동화를 믿을까? 왜 정자들의 경쟁만큼이나 중요하고 험난한 난자들의 경쟁에 관해선 이야기하지 않는 걸까? 어째서 '난자가 결정하는 거야'라고 말하지 않을까? 우리는 그 이유가 사회에서 여자와 남자에 대해 다른 기대를 갖기 때문이라고 생각해. 그런 기대는 사람들의 내면에 너무나 깊이 파고들어 있어서 모든 사고방식에 영향을 미치지. 사회가 인체에 관해 가르치는 방식에도 말이야.

섹스를 해야만 아기를 가질 수 있나요?

오늘날에는 다양한 방법으로 아기를 가질 수 있어. 동성 커플이 함께 아기를 가질 수도 있고 독신인 사람이 아기를 갖는 것도 가능하지. 게다가 임신 출산이 불가능한 이성 커플도 도움을 받아서 아기를 가질 수 있어.

흔히 알려진 방법 하나는 시험관 시술이야. 의사들이 난자와 정자를 함께 현미경 아래 놓고 수정된 것을 확인한 다음 자궁에 삽입하는 거지. 또 다른 방법은 대리 출산인데, 생물학적 엄마가 아닌 다른 여성이 대신 아이를 임신하고 출산하는 거야. 이 방법도 수정란을 자궁에 삽입하는 식으로 진행돼. 난자와 정자 모두 아이를 가지려는 개인이나 커플의 것일 수도 있고, 그중 한쪽을 기증받을 수도 있어. 노르웨이에서는 정자 기증은 합법이지만 난자 기증이나 대리 출산은 불법이야.

섹스로 임신한 사람과 다른 방법으로 임신한 사람을 구분하는 건 불가능해. 결과적으로는 아무런 차이도 없거든.

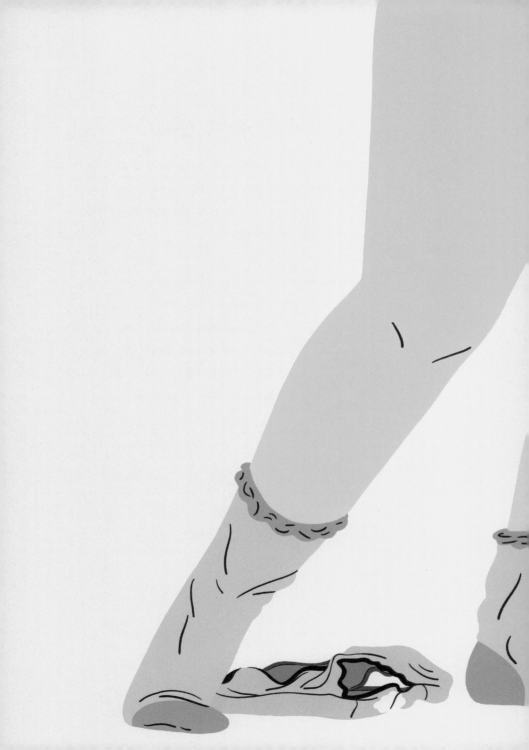

냉

팬티 안쪽에 묻은 작고 축축한 얼룩을 본 적 있니? 그건 냉이라고 하는데, 사춘기가 네 몸속도 변화시키고 있다는 신호야. 사춘기에 이른 여자아이라면 누구나 매일 팬티에 냉을 묻히게 돼. 냉은 질에서 나오는 액체인데 자궁 경부 안쪽의 작은 분비샘에서 만들어지지.

냉은 어떻게 생겼나요?

냉은 날마다 조금씩 달라. 건강한 냉은 투명하거나 계란 흰자처럼 끈적거릴 수도, 아니면 바디 로션처럼 걸쭉할 수도 있지. 냉이 마르면 팬티에 뻣뻣한 황백색 얼룩이 남는단다.

냉 해석하기

냉은 매달 정해진 흐름에 따라 변화하지. 네 생리 주기, 즉 지난번 생리에서 다음번 생리까지의 흐름에 맞추어 변화하는 거야. 생리 주기 동안 네몸속에서는 많은 일이 일어나는데 **냉을 보면 그것들을 확인할 수 있어!** 냉에는 고유한 언어가 있는 셈이지. 예를 들어 냉이 끈적거리고 두 손가락을 댔다가 뗐을 때 실처럼 길게 늘어진다면 곧 난소에서 난자가 나올 거라는 뜻이야. 이를 배란이라고 하는데, 배란이 끝나면 냉도 묽어져. 그러니 팬티의 얼룩을 확인하면 네 몸속이 어떤 상태인지 알 수 있는 거야.

건강한 냉, 건강한 성기

냉을 통해 성기의 건강도 확인할 수 있어. 너의 냉이 평소에 어떤 색과 냄새를 띠는지 알아 두도록 해. 평소와 확연히 다른 변화가 생겼다면 뭔가 문제가 있는 거야.

냉이 덩어리지거나 성기가 많이 가렵다면 질염일 수 있어. 질염은 여자에게 매우 흔한 병이고 위험하지도 않아. 하지만 무척 골치 아프지.

네가 언젠가 섹스를 시작하게 되면 성병이라는 특수한 질병들에 걸릴 수도 있어. 성병도 냉에 변화를 일으키지.

냉에 변화가 생기면 병원에 가서 검진을 받아야 해. 질염이 의심되는 경우에도 그래야 하고.

냉은 우리 몸을 보호해 줘

산골짜기의 작은 냇물을 생각해 봐. 잎사귀나 나뭇가지처럼 중간에 마주친 것들을 모두 싣고서 졸졸 흘러가지. 여자의 냉도 그 냇물과 비슷해. 질에서 흘러내리면서 박테리아를 비롯한 우리 몸의 불청객들을 전부 씻어 낸단다.

게다가 냉에는 유익한 박테리아도 들어 있는데, 이 박테리아 때문에 냉에서 시큼한 냄새가 나게 돼. 그런 냄새가 난다고 문제가 있는 건 아니야.

시큼하다는 건 레몬처럼 산성이라는 뜻이지. 유익한 박테리아는 젖산을 만드는데, 젖산은 요구르트와 같은 시큼한 유제품에도 들어 있는 물질이야. 그러면 산성 물질을 싫어하는 해로운 박테리아가 질에 서식하지 못하게 돼. 다시 말해서 냉이 우리 몸을 청결하고 건강하게 지켜 주는 거지.

냉은 성기를 청소해 줄 뿐만 아니라 촉촉하고 부드러운 상태로 유지해 줘. 만약 입안에 침이 없다면 어떨지 상상해 봐. 입이 바짝 말라서 말하거나 밥 먹는 것도 힘들겠지. 냉도 성기에서 비슷한 역할을 해. 성기가 말라붙어 쓰라리지 않도록 막아 주는 거야.

냉이 얼마나 나와야 정상인가요?

여자들은 하루 평균 1작은술 정도의 냉을 분비해. 하지만 양은 그날그날 조금씩 달라질 수 있어. 어떤 날은 냉이 거의 나오지 않다가 어떤 날은 너무 많이 나와서 저녁이면 팬티가 흠씬 젖기도 해. 냉이 많이 나와서 신경 쓰인다면 팬티라이너를 써 봐. 팬티 안쪽에 붙여 냉을 흡수시키는 얇은 패드야. 하지만 팬티라이너를 쓰면 성기 피부가 제대로 호흡하지 못하기 때문에 땀과 냄새가 평소보다 조금 더 날 수도 있어.

성기 냄새

여성 성기에는 고유의 냄새가 있어. 막 씻은 외음부는 냉 때문에 살짝 새콤한 냄새와 맛이 나는데, 시간이 지날수록 거기에 땀과 소변 잔여물이 더해져서 성기 특유의 냄새가 만들어져.

합성 섬유 팬티나 꼭 끼는 바지를 입으면 성기에 땀이 차서 냄새가 더 강해질 수 있어. 면 팬티와 여유 있는 옷을 선택하면 가랑이에 땀이 덜 나서 냄새도 줄어들지. 성기에 제대로 바람을 쐬어 주려면 잠잘 때 팬티를 안 입거나 아예 벌거벗고 자는 것도 좋은 방법이야!

여성 청결제

냉은 더럽지 않아. 그러니 질 안쪽은 절대 씻지 말고 외음부만을 씻도록 해. 질 안쪽을 씻어 내면 건강한 냉이 제거되어 민감한 질 점막이 바싹 마를 수 있거든.

얼마나 자주 씻어야 하는지는 가랑이에 땀이 얼마나 났는지, 지금 생리 중인지 등에 달려 있어. 악취가 나지 않을 정도로 씻는 건 괜찮지만, 우리가 보아온 바에 따르면 많은 여자아이들이 너무 자주 몸을 씻지. 그러면 성기가 자극받아 가려움증, 화끈거림, 습진이 생길 수 있어. 여자들의 대부분은 하루나 며칠 걸러 샤워하고 성기를 씻어도 돼.

입안을 샤워용 비누나 향수로 씻는 사람은 없지. 우리 성기 안쪽도 그렇게 씻으면 안 돼. 성기 점막에는 보통 비누도 부담스러워. 그냥 따뜻한 물로 씻어 주는 걸로 충분하단다. 생리 기간이라서 꼭 비누를 쓰고 싶다면 순한 비누를 써야 해. 특히 성기 부위엔 말이야.

습진이나 알레르기가 있다면 더욱 주의해야 돼. 무향 베이비오일로 성기를 씻고 팬티 세탁에는 알레르기 방지 세제를 쓰도록 해.

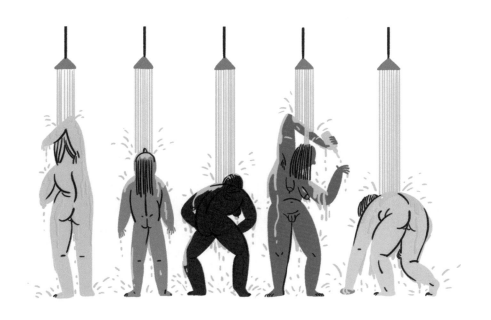

　많은 사람들이 냉은 비위생적이거나 잘 씻지 않으면 생기는 거라고 생
각하지. 하지만 지금껏 살펴보았다시피 그런 생각은 틀렸어. 냉은 건강한
여자라면 누구나 매일 분비하는 물질이고 성기의 청결과 윤활 작용이 제
대로 일어나고 있다는 걸 알려 주지. 냉은 우리의 친구야.

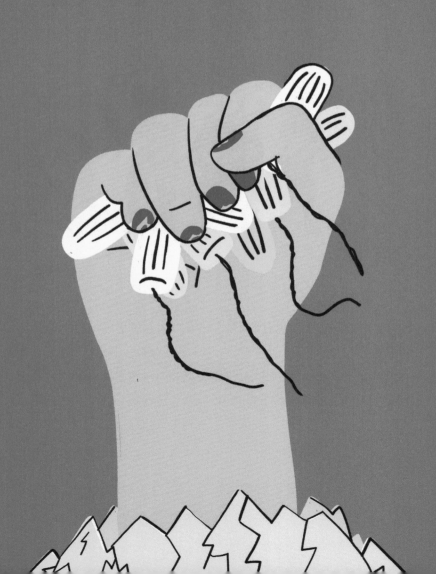

생리

생리는 질에서 나오는 피와 점액이야. 하지만 생리가 단순히 더러운 물질인 건 아니지. 생리를 시작했다는 건 사춘기의 절정과 같아. 네가 어른이 되는 길에 무사히 접어들었다는 신체적 신호지. 여자들은 슈퍼히어로나 마찬가지야. 남자들이 하는 일을 전부 할 수 있는데 그러면서 피까지 흘리잖아!

생리는 언제 시작하나요?

여자아이들은 대부분 열한 살에서 열네 살 사이에 생리를 시작해. 평균적으로 열세 살 무렵이지. 아홉 살에 벌써 생리를 시작하는 아이도 있는가 하면 열일곱 살이 되어서야 시작하는 아이도 있어. 초경, 즉 첫 생리를 영어로는 menarche라고 한단다. 라틴어에서 온 근사한 명칭이지.

너희 엄마가 생리를 일찍 시작했다면 아마 너도 그럴 거야. 운동을 많이 하거나 깡마른 여자아이는 생리를 늦게 시작하는 경우가 많지. 백 년 전 노르웨이 여자아이들은 지금 소녀들보다 평균 3년 정도 늦게 생리를 시작했어. 식생활이 지금보다 빈약했고 가족을 돌보기 위해 고된 일을 하는 경우가 많았기 때문에 생리를 시작하는 데 필요한 잉여 에너지가 없었던 거야. 오늘날에도 생리를 시작했다는 건 신체에 여분의 에너지가 있다는 의미지. 그래서 병이 나면 생리가 몇 달씩 멈추기도 해.

열여섯 살까지도 생리가 시작되지 않았다면 의사와 상담해 보도록 해. 보통은 그냥 몸의 준비가 늦어지는 것이지만, 가끔은 질병 때문일 때도 있거든.

피는 어디서 나오는 거예요?

피는 자궁 안에서 나와. 자궁 점막은 한 달에 한 번 교체되지. 교체된 점막은 피와 함께 밖으로 나오는데, 그 때문에 생리혈이 끈적끈적하게 보이는 거야. 처음에는 다음 생리까지의 간격이 길 수도 있지만 시간이 지나면 서서히 한 달에 한 번꼴로 주기가 맞춰지게 돼. 생리 기간은 보통 사흘에서 일주일 정도야. 생리혈은 대부분이 처음 며칠 사이에 나오고 나머지 며칠 동안에는 얼마 나오지 않아. 생리를 한 번 할 때 나오는 피와 점액의 양은 대략 30~80밀리미터라고 해. 계란 컵(삶은 계란을 하나씩 담아서 먹는 서양식 식기—옮긴이)으로 1~3개 정도의 양이지.

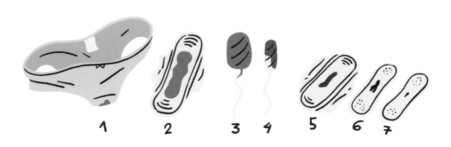

왜 끈적거리는 갈색 피가 나오나요?

생리혈은 흔히 갈색에 덩어리지고 끈적거리기도 해. 팬티에 묻은 이 끈적거리는 물질이 사실은 피라는 게 믿기 어려울 때도 있지. 손가락을 베였을 때 나오는 피와는 전혀 다르니까 말이야! 하지만 피의 색은 사실 출혈량과 연관되어 있어.

출혈이 소량이라면 대체로 자궁 안에 **한동안 고여 있던 피**가 흘러나와. 묵은 피는 갈색이고 종종 젤리처럼 물컹거리기도 해. 이렇게 끈적거리는 갈색 피를 응혈(응고된 피)이라고 불러. 무릎의 까진 상처에 딱지가 앉을 때 볼 수 있는 것과 비슷하지. 때로는 새빨간 생리혈이 나오기도 하는데, 대량의 출혈이 있은 다음에는 새로운 혈액이 나오기 때문이야. 보통은 생리 초반에는 빨간 피가 나오다가 며칠이 지나면 갈색 피가 나오는 경우가 많지.

어른들에게 생리 얘기를 어떻게 꺼내나요?

성인 여성들은 대부분 생리에 관해 잘 알고, 네게 중요한 질문들에도 충분히 대답해 줄 수 있어. **어른들이 집에서 생리 얘기를 안 한다고 해도** 생리를 민망하거나 기분 나쁘게 여겨서 그런 건 아냐. 대개는 너한테 어떻게 생리 이야기를 꺼낼지 잘 모르고 오히려 네가 민망해하지 않을까 걱정하기 때문이야. 어른들이란 참 우습지!

너희 학교에 생리를 시작한 여자아이가 있다면 생리 얘기를 꺼내기에 아주 좋은 구실이 되겠지. "우리 반 사라가 생리를 시작했대요. 나도 곧 생리를 시작하게 되면 어쩌죠?" 이런 식으로 말이야. 네가 엄마와 같이 산다면 엄마가 생리를 시작한 나이를 여쭤 보는 것도 좋겠지. 그럼 너도 언제쯤 생리를 시작할지 대강 예상해 볼 수 있을 거야. 그러면서 자연스럽게 생리에 관해 대화를 나눌 수도 있고 말이야.

철분 부족

- 여자아이들은 매달 피를 흘리기 때문에 철분 부족으로 빈혈에 걸리기 쉬워.
- 유난히 초조하고 피곤하고 숨이 차다면 빈혈 증상일 수 있어. 귓속이 웅웅 울리는 경우도 있지. 만약 네가 빈혈이라면 눈꺼풀을 뒤집어 보았을 때 안쪽 피부가 창백할 거야. 안색과 손바닥 색이 창백해지는 것도 흔한 증상이지.
- 병원에 가서 혈액 검사를 받고 혈압을 재 봐.
- 네가 철분 부족이라면 철분 보충제를 먹으라는 지시를 받을 거야. 이 약을 먹으면 변비에 걸리거나 초록색 대변이 나올 수도 있어!
- 여자아이들은 식사를 통해 철분을 충분히 섭취해야 해. 통밀 빵, 콩, 말린 살구, 그리고 시금치나 브로콜리 같은 녹황색 채소를 먹으면 좋아. 철분이 풍부한 음식과 함께 오렌지 주스를 마시는 것도 좋은 방법이야. 오렌지 주스에 든 비타민 C가 철분 흡수를 도와주거든.

피가 너무 많이 나올 수도 있나요?

생리혈 양이 80밀리미터 이상이거나 생리 기간이 일주일을 넘는다면 출혈이 너무 많은 거야. 물론 네 생리혈이 몇 밀리미터인지 확인하기는 어렵지. 생리대나 탐폰을 얼마나 자주 교체해야 하는지를 따져 보는 쪽이 나을 거야. 생리대가 흠뻑 젖어서 교체하게 되는 간격이 세 시간보다 더 짧거나 한밤중에도 생리대를 교체해야 한다면 출혈이 너무 많은 것일 수 있어. 생리를 할 때마다 출혈이 너무 많다면 의사와 상담하는 게 좋아. 생리혈을 줄여 주는 약품이 있으니까.

질병 때문에 생리혈이 늘어나는 경우도 있어. 가장 흔한 것은 폰빌레브란트병(Von Willebrand Disease)이지. 이 병에 걸리면 생리 기간이 길어지고 출혈도 늘어나. 몸에 쉽게 멍이 들고 코피도 자주 흘리지.

피의 계산

"평생 생리를 하는 기간을 다 합치면 얼마나 될까?"
: 한 달에 5일이라고 하면 한 해에 70일, 평생 동안 2,400일이야. 전부 6년 반이나 되는 거지! 생리 기간이 한 달에 7일인 사람은 평생 동안 9년 넘게 생리를 하며 보내는 거야.

"평생 흘리는 생리혈은 얼마나 될까?"
: 생리 한 번의 출혈량은 30~80밀리미터지. 그러니까 대충 한 달에 50밀리미터라고 해 보자. 그러면 한 해에 0.6리터, 그리고 평생 동안 24리터나 되지. 양동이 두 개 반만큼의 피와 점액이라니! 출혈량이 80밀리미터에 가까운 사람이라면 평생 세 양동이가 넘겠지.

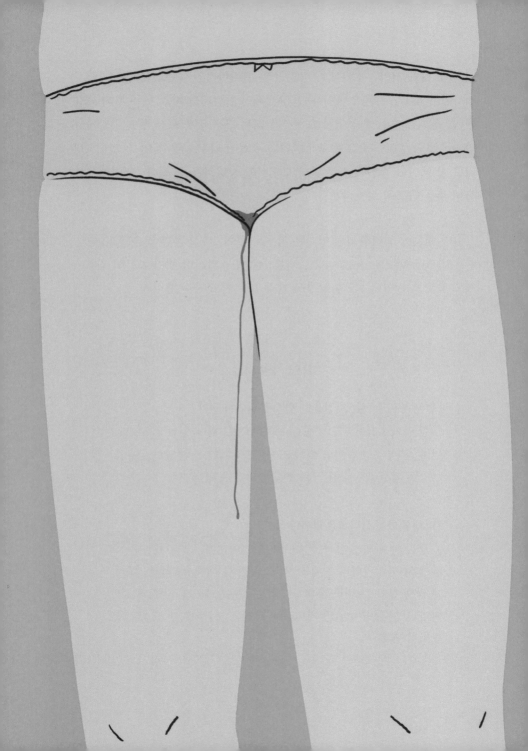

왜 생리를 하나요?

이제 생리가 자궁에서 나온 피와 점액이고 네 몸이 아기를 가질 수 있다는 신호라는 것까진 알겠지? 하지만 피가 임신과 무슨 상관이 있을까? 우리는 대체 왜 생리를 하는 걸까?

배란

한 달에 한 번 난소에서 난자가 나오는 걸 배란이라고 해. 난자가 자궁으로 내려가는 도중에 정자를 만나면 임신이 돼. 그렇게 되려면 섹스를 해야 하지. 여자들은 대체로 자신이 배란 중이란 걸 느끼지 못한단다.

하지만 때로는 배란에 통증이 따르기도 해. 배 옆쪽, 그러니까 난소가 있는 곳에 찌르는 듯한 아픔이 느껴지지. 이런 통증을 독일어로는 Mittelschmerz, 그러니까 한 달 '중간의 통증'이라고 해. 배란은 생리 주기 딱 중간쯤에 일어나니까.

자궁 내막

우리 몸의 호르몬은 배란을 일으키는 동시에 자궁 안쪽의 빈 공간에 두꺼운 점막을 만들어. 이 점막을 '자궁 내막'이라고 하는데, 난자가 수정되면 바로 이곳에 정착하게 돼. 자궁은 수정란이 안착해서 서서히 태아로 변해 갈 수 있는 **따뜻하고 안전한 둥지**를 만들어 주는 셈이지.

수정란은 자궁 점막에 있는 수많은 혈관을 통해 모체에서 직접 양분을 취할 수 있어. 나중에는 태반이 생겨나서 태아에 양분을 공급하고 성장시키는 역할을 맡게 돼.

생리 주기

생리는 대략 한 달에 한 번이야. 지난번 생리에서 다음번 생리까지의 시간을 '생리 주기'라고 해. 생리 주기 동안 너의 몸속에서는 배란과 냉을 비롯해 많은 일들이 일어나. 이 모든 일들을 좌우하는 건 바로 호르몬이지.

불필요한 물질을 배출하는 자궁

인체는 불필요한 물질을 저장해 두지 않아. 그래서 난자가 수정되지 않으면 자궁 내막도 죽어 버리지. 배란이 되고 나서 2주 뒤에 말이야.

죽은 점막은 자궁 안쪽에서 떨어져 나오지. 그러면 새로 돋은 딱지를 뜯어낼 때처럼 살짝 피가 나와. 그런 다음에는 자궁이 경련을 일으켜. 우리가 케첩 병을 쥐어짤 때처럼 자궁이 뒤틀리며 질로 연결된 작은 구멍을 통해서 점막과 피를 배출하는 거야. 이 **죽은 점막과 뒤섞인 피**가 바로 **생리**인 거지.

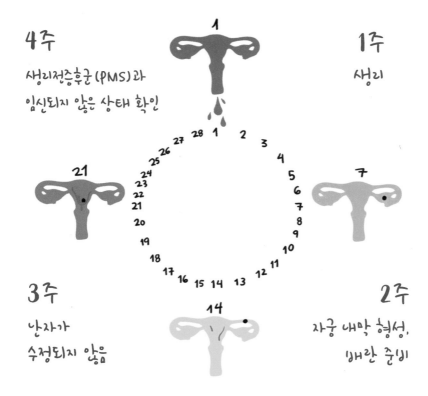

4주

생리전증후군 (PMS)과
임신되지 않은 상태 확인

1주

생리

21

7

3주

난자가
수정되지 않음

2주

자궁 내막 형성,
배란 준비

수정되지 않은 난자도 생리와 함께 나와. 하지만 너무 작아서 눈으로는
볼 수 없지.

자궁은 포기하지 않아!

생리가 끝나고 묵은 자궁 내막이 완전히 제거된 직후부터 다시 새로운
점막이 형성돼. 자궁은 절대 포기하지 않거든. 항상 수정란을 받아들일
준비를 하고 있지. 자궁 내막이 다 준비되면 또다시 배란이 일어나. 그러
면 우리는 임신하거나 아니면 2주 뒤에 다시 생리를 시작하지. 생리 주기
는 빙빙 돌아가며 끝없이 반복되는 거야.

정상적인 생리 주기의 길이는?

생리 주기는 28일인 경우가 가장 많아. 23일에서 35일까지는 정상적이라고 볼 수 있지. 너의 생리 주기가 거의 항상 비슷하다면 생리가 '규칙적'이라고 할 수 있어. 다시 말해 네 몸이 자기만의 리듬을 찾아낸 거야.

생리 불순

초경 이후 몇 년 동안은 생리 주기가 들쑥날쑥한 게 보통이야. 다음번 생리까지 몇 달이 걸리거나 반대로 생리가 끝난 지 얼마 안 됐는데 또 출혈이 있기도 해. 생리 주기가 매번 오락가락하는 경우를 '생리 불순'이라고 해. 이처럼 주기가 불규칙하다면 몸이 매달 배란할 수 있는 상태가 아니란 뜻이지. 여자들은 대체로 나이가 들면서 규칙적인 생리 주기를 찾게 돼.

생리 중단

많은 여자들은 가끔씩 생리가 늦어지는 일을 겪지. 그사이에 섹스를 했다면 생리 중단은 임신의 징후일 수 있어. 임신을 하면 생리도 멈추거든.

운동을 아주 많이 하거나 체중이 많이 줄어든 경우에도 한동안 생리가 중단될 수 있어. 글루텐 알레르기(소아 지방변증)나 당뇨병 환자도 생리 중단을 겪을 수 있지. 혹은 스트레스가 극심할 때 생리가 중단되기도 해. 생리가 여섯 달 넘게 끊겼다면 학교의 보건 선생님이나 의사와 상담해 봐.

생리 클럽

생리를 하는 동물은 인간과 박쥐 한 종류, 쥐 한 종류, 그리고 몇몇 유인원뿐이야. 나머지 동물들은 모두 한 달에 한번 피를 흘리지 않고서도 문제없이 임신을 할 수 있어. 다른 동물들은 난자가 수정된 이후에 자궁 내막을 만들지만 인간은 먼저 만들어 놓거든. 그래서 난자가 수정되지 않으면 자궁 내막을 제거하기 위해 생리를 하는 거야.
흔히 발정기의 암컷 개도 생리를 한다고 여겨지지만 사실은 그렇지 않아. 개는 배란기에 임신이 가능할 때 피를 흘리지만 인간은 임신이 안 됐을 때 피를 흘리지. 발정과 생리는 전혀 다른 현상이야!

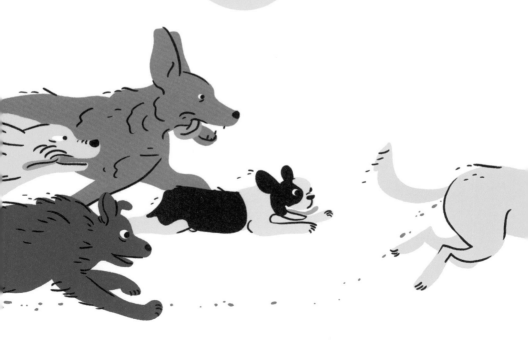

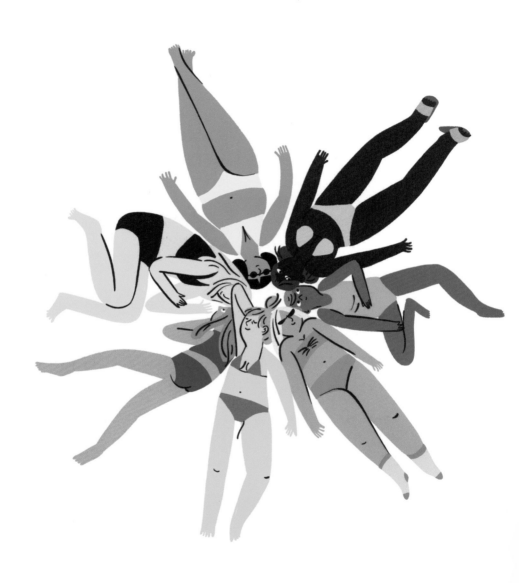

생리 주기를 기록하자!

너의 생리 주기를 파악해 두면 좋아. 생리 주기는 몸과 기분에 따라 변화하게 마련이지만, 생리 주기를 대충이라도 알고 있다면 자신의 신체와 정신 상태를 이해할 수 있는 경우가 많거든. 생리 달력이나 전용 어플리케이션을 사용해서 생리 주기를 기록할 수 있어.

달과 생리 주기

옛날 사람들은 달이 생리 주기에 영향을 미친다고 생각했어. 사실 그렇게 괴상한 생각은 아니야. 실제로 많은 자연 현상들이 달의 영향을 받거든. 예를 들어 지구와 달 사이에 작용하는 중력은 바다에 밀물과 썰물을 일으켜. 하지만 오늘날 우리는 생리가 달이 아니라 몸속 호르몬에 좌우된다는 것을 알고 있지. 참고로 인체 내의 수분은 바다에 비하면 너무 적은 양이라서 달의 영향을 받지 않아.

생리가 다가왔다는 걸 알려면

생리 직전 일주일 동안 네 몸은 중요한 대비에 들어가지. 주의 깊게 살펴보면 생리가 코앞에 왔다는 걸 깨달을 거야. 갑자기 온통 뾰루지가 나는 건 흔한 증상이지. 가슴이 더 커지고 부드러워지는 경우도 있고, 배가 평소보다 더 나오기도 해. 맛있는 파스타를 배터지게 먹었을 때처럼 속이 더 부룩하고 빵빵하게 느껴질 거야.

생리 직전에 초콜릿이나 불량 식품에 식욕을 느낀다는 건 흔한 속설이지만 과학적 사실은 아니야. 하지만 지치고 스트레스를 받고 사소한 일에도 민감해지는 건 많은 여자들이 공유하는 증상이지. 가장 친한 친구나 엄마 아빠, 동생에게 화가 날 수도 있어. 그들이 딱히 잘못한 것도 없는데 말이야. 어쩌면 단지 수학 숙제가 잘 안 풀린다는 이유로 울음을 터뜨릴지도 몰라. 옷장에 제대로 맞는 옷이 하나도 없다고 느낄 수도 있지. 하지만 이모든 건 그냥 네가 평소보다 민감하고 자신에게 까다로워지기 때문이야.

생리 주기 파악하기

- 일기장에 직접 달력을 작성해 봐. 출혈이 일어난 시기, 배란 예상일과 생리전증후군 예상일을 기록해. 흐름이 눈에 보이니?
- 생리 주기 어플리케이션을 다운받아. 우리가 추천하는 건 Clue와 Flo야. 이런 어플리케이션을 쓰면 네 기분과 냉 분비에 관해서도 기록할 수 있어. 다음번 생리와 생리전증후군 기간도 예측 가능하지.(한국에서는 대한산부인과의사회에서 만든 '핑크다이어리 —17세 이상'와 '봄 캘린더—12세 이상' 어플리케이션을 추천)
- 달력이나 어플리케이션을 쓰면 생리가 중단된 경우에 지난번 생리 기간을 확인할 수 있어. 기록해 두지 않으면 잊어버리기 쉽거든.

생리전증후군(PMS)

뾰루지, 부종, 스트레스, 가슴의 변화 등 생리 직전에 발생하는 모든 증상은 소위 생리전증후군(premenstrual syndrome)의 일부야. 흔히 PMS라고 줄여 말하는데, 너도 들어본 적이 있을 거야. 생리전증후군에는 그 밖에도 여러 신체적·정신적 증상이 있는데, 그 목록이 150가지도 넘어! 가장 흔히 겪게 되는 문제로 어지러움, 감정 기복, 탈진 등이 있지.

여성의 75퍼센트가 생리 직전 일주일 동안 생리전증후군 증상을 겪는다고 해. 하지만 증상이 얼마나 심한지는 사람마다 차이가 아주 커. 대부분은 경미한 증상이고 며칠 안에 사라진단다.

생리전증후군 때문에 학교생활이나 운동, 레저 활동 등 일상에 문제가 생겼다면 의사에게 도움을 청해 봐. 심각한 증상을 완화해 주는 약품들이 있어. 때로는 이런 일을 터놓고 얘기할 사람이 있다는 것만으로도 상태가 나아지기도 해.

생리의 좋은 점

다행히 생리 주기에도 나름의 좋은 면이 있어. 많은 여자아이들은 생리 주기의 중간인 배란기에 에너지가 넘치고 기분이 좋아진다고 해. 생리 주기가 28일이라면 배란은 보통 14일째에 시작되지. 이 시기가 되면 평소보다 쉽게 사랑에 빠지거나 좋은 맛과 향기에 민감해지는 여자들도 있어. 운동선수들은 평소보다 몸이 가뿐하고 정신 집중이 잘돼서 경기력이 향상된다고 느끼기도 한대. 또한 배란기에는 인생과 너 자신을 긍정적으로 보기가 쉬워져. 그러니 이 시기를 활용해서 평소 두려웠거나 어렵다고 생각했던 일을 시도해 보면 좋을 거야!

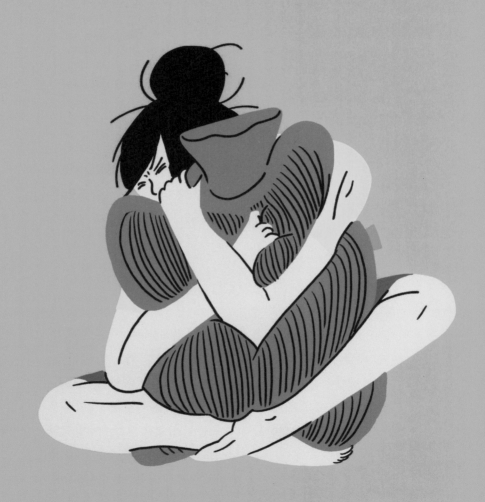

생리통

생리 기간에 **복통**이 생기는 건 아주 정상적인 일이야. 하지만 그 통증은 평소 넘어지거나 다쳤을 때 느끼던 것과 크게 다르지. 네 몸속의 부드럽고 따뜻한 기관은 피부와는 다른 방식으로 자신의 존재를 드러내거든. 생리 기간에는 종종 몸이 끊임없이 욱신거리고 경련하는 듯해서 정확히 어디가 아픈지 집어내기 어려워. 아마도 **아랫배와 등허리, 엉덩이 아래쪽과 허벅지에 통증**이 느껴질 거야.

생리통은 보통 생리가 오기 하루 전부터 시작해서 **첫째 날과 둘째 날**에 가장 심해지지. 생리가 진행될수록 서서히 가라앉고, 사흘 이상 지속되는 경우는 드물어. 여자들은 나이가 들수록 생리통이 줄어드는 경우가 많은데 특히 출산을 하고 나면 더욱 그렇다고 해.

생리는 왜 이렇게 고통스러울까요?

자궁 내막 안에서는 여러 호르몬 물질 덩어리가 만들어져. 이 물질들을 **프로스타글란딘**이라고 하지. 생리 중에 자궁 내막이 떨어져 나오면 프로스타글란딘도 무더기로 풀려나와. 이들의 역할은 자궁 근육을 수축시켜서 앞에서 말한 것처럼 케첩 병을 쥐어짜는 효과를 내는 거지. 쭈우욱! 문제는 이따금 자궁이 너무 심하게 수축해서 경련을 일으킨다는 거야.

신체의 모든 세포는 산소가 있어야 살 수 있어. 네가 공기 중의 산소를 폐 속 깊이 들이쉬면 산소는 피를 통해 몸 구석구석으로 운반되지. 그런데 생리 중 자궁에 경련이 일어나면 근육 수축이 너무 심해서 그쪽의 혈액 공급이 차단돼. 그러면 자궁이 호흡하지 못하게 되지. 다시 말해서 산소가 부족해지는 거야! 자궁은 이런 상황을 싫어하기 때문에 널 아프게 함으로써 자기 존재를 주장하지. 하지만 생리통이 아무리 아프다고 해도 그 때문에 위험할 일은 없어. **생리통은 자궁을 손상시키지 않아.**

약골과 독종

생리통이 얼마나 심한지는 사람마다 크게 다를 수 있어. 통증을 잘 참는 여자나 약골인 여자가 따로 있는 건 아니야. 단지 생리 기간에 몸에서 호르몬 물질이 더 많이 생성되는 여자가 있는 거지. **호르몬 물질이 많을수록** 경련이 심해지고 따라서 생리통도 심해져. 생리통이 심한 사람은 출산할 때와 같은 자궁 수축과 경련을 겪을 수도 있대! 그런 경우의 자궁은 태아의 몸을 밖으로 밀어낼 때만큼 힘겨운 상태인 거야.

생리 증상 : 설사

자궁 내막의 호르몬 물질은 피를 타고 복부와 내장까지 전달돼. 그러면 복부와 내장 근육도 자궁과 마찬가지로 수축을 일으켜서 소화계 안의 음식을 초고속으로 쥐어짜게 되지. 그러면 **음식이 평소보다 빨리 내장을 통과**하기 때문에 내장에서 수분을 미처 다 흡수하지 못해. 그래서 네가 설사를 하고 급히 화장실로 달려가게 되는 거야. 생리 중에 속이 메슥거리고 식욕이 없어지고 심지어 구토를 하는 여자들도 있어.

생리 증상 : 두통

호르몬 물질은 머리로 전달되어 **두통과 어지러움을 일으키기도 하** 지. 게다가 체내의 온도 조절 장치, 다시 말해서 우리의 체온을 조절하는 두뇌 중추에 영향을 미치기도 해. 그렇게 되면 박테리아나 바이러스에 감염되지 않아도 열이 날 수 있어.

> 생리통은 자궁이 제대로 호흡하지 못할 때 나타나는 증상이란 거 알고 있니?

체육 수업을 꼭 들어야 하나요?

자, 우리가 엄격한 의사 선생님이 되어야 할 순간이 왔구나. 생리 중이라고 체육 수업에 빠질 이유는 하나도 없어. 사실 **운동을 하고 움직이는 건 통증을 완화해 줄 뿐만 아니라 생리를 좀 더 빨리 끝내는 데 도움이 되기도 해.** 신체 활동 때문에 점막이 더 빨리 밀려나오게 되거든. 생리 중에 해선 안 되는 활동 같은 건 존재하지 않아. 물구나무를 서거나 헤엄을 치고 풋볼을 해도 돼.

하지만 물론 생리 기간에 몸이 정말로 심하게 안 좋아지는 여자아이들도 있지. 두통이나 설사, 발열이 심하다면 당연히 체육 수업을 쉬겠다고 요청해도 돼. 하지만 생리 중의 체육 수업은 대체로 유익해. 사전에 진통제를 먹고 수업을 듣는다고 해도 말이야.

많은 여자아이들은 생리 중에 체육 수업을 듣고 나서 공동 샤워장을 쓰는 걸 창피해하지. 그 심정은 충분히 이해해. 탐폰을 사용하고 탐폰 끈은 남들에게 보이지 않게 음순 사이에 밀어 넣는 방법도 있어. 하지만 탐폰 쓰기를 싫어하는 상당수의 여자아이들에겐 샤워하는 게 더 큰 골칫거리가 되지. 체육 선생님이나 담임 선생님, 보건 선생님과 의논해 보는 것도 좋을 거야. 생리 중엔 교사용 탈의실에서 샤워하도록 허락받을 수도 있지 않을까? 아예 샤워를 건너뛸 수도 있고. 그럴 경우 겨드랑이만 세면대에서 씻고 가랑이를 닦아 낼 순한 물티슈를 챙겨 가는 것도 방법이 되겠지.

생리통을 줄이는 방법

- **온기는 진통제만큼 도움이 돼요.**
  뜨거운 물을 넣어서 쓰는 탕파를 마련하거나, 팥이나 쌀로 채운 예쁜 헝겊 주머니를 만들어서 오븐에 덥혀. 그걸 아랫배에 대고 누워서 쉬는 거야. 하지만 화상을 입지 않게 조심해. 온도가 40도 정도면 딱 좋을 거야. 온탕 목욕도 도움이 되지. 이런 치료는 실제로 진통제만큼 효과가 좋아. 물론 학교에서 배에 쿠션을 대고 돌아다니는 건 어렵겠지만 말이야.

- **적당한 진통제를 복용해요.**
  이부프로펜이나 나프록센 같은 진통제를 먹으면 체내의 호르몬 물질 생성이 중단돼. 그래서 이런 종류의 진통제가 생리통에 가장 좋은 거야. 통증이 정말로 심해지고 나서야 진통제를 먹는 사람들이 아주 많지만, 그러면 진통제가 제대로 작용하지 않아.

심한 생리통이 예상될 때 가장 좋은 방법은 생리가 올 것 같으면 바로 진통제를 복용하는 거야. 약 포장지의 지시를 잘 따르고 생리 초기 2~3일 동안에는 중단 없이 규칙적으로 진통제를 먹도록 해. 다만 포장지에 명시된 최대 허용량을 넘어선 안 돼!

- **계속 움직여요!**
  운동, 요가를 하거나 춤을 추면 몸에서 엔도르핀이 생성되어 통증이 줄어들지. 두통과 같은 부수적인 생리 증상도 가라앉고 말이야. 엔도르핀은 체내의 천연 진통제 성분이야.

- **니코틴과 카페인 복용을 줄여요.**
  담배와 커피는 생리통 증상을 악화시켜.

- **의사나 보건 선생님과 상담해요.**
  상담을 통해 적당한 진통제를 찾을 수 있고, 호르몬 피임제를 사용하는 게 좋을지 알아볼 수도 있어. 호르몬 피임제는 섹스 여부와 관계없이 생리 증상을 완화시키는 약으로 쓰이기도 하거든. 호르몬 피임제를 쓰게 되면 생리 중에 출혈이 줄어들고 통증도 감소해.

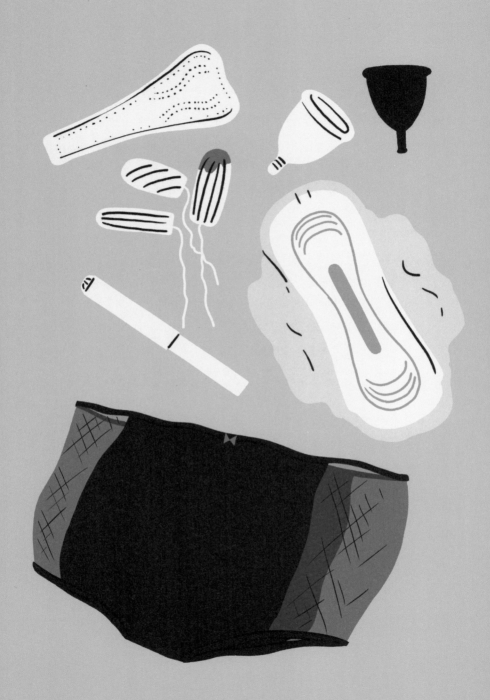

생리대와 탐폰, 생리컵

생리대를 쓸까, 아니면 탐폰이나 생리컵을 쓸까? 정말 선택하기 어려운 문제지. 그래서 우리가 위생 용품들의 장단점을 쭉 훑어볼 수 있는 자리를 마련했어. 여성들은 대부분 생리대로 시작해서 나중에는 탐폰이나 더욱 발전한 형태의 위생 용품으로 옮겨 가지.

생리대와 탐폰은 값이 비싸. 가정 형편이 여의치 않아서 도움을 요청하게 되어도 부끄러워할 필요는 없어. 이런 경우 보건 선생님과 상담해 보는 것도 좋아. 보건실에는 대체로 탐폰이나 생리대가 비치되어 있고, 선생님이 무료로 위생 용품을 구하는 방법을 알려 줄 수도 있어.

생리대

생리대는 팬티 안쪽에 붙이는 길쭉한 패드야. 성기에 밀착된 상태로 질에서 흘러나오는 피를 빨아들이지. 생리대 아랫면에는 흡수된 피가 새어나오지 않도록 막아 주는 플라스틱 층이 있어. 팬티라이너는 소량의 피만 흡수할 수 있는 아주 얇은 생리대야. 대체로 냉을 흡수하는 용도지만 생리혈이 많지 않은 여자들도 편리하게 쓸 수 있지. 생리대와 팬티라이너는 사용 후 폐기하면 되고, 옷 밖으로 비쳐 보이지 않도록 디자인되어 있어.

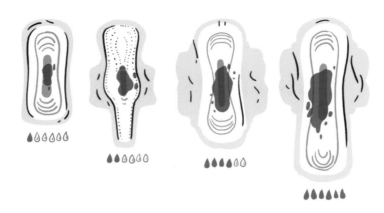

생리대의 다양한 종류

　시중에 다양한 형태의 생리대가 나와 있어. 낮에 쓰는 생리대는 보통 얇고 짧아서 착용하고 있기 편해. 뒤로 갈수록 좁아져서 끈 팬티에 붙일 수 있는 특이한 모양의 생리대도 있지. 밤에 쓰는 생리대는 길고 넓은 형태야. 잠자리에 누워 있을 때 옆이나 뒤로 피가 새어 나오는 걸 막기 위해서지. 밤에 쓰는 생리대는 종종 달이나 별 표시가 있고 야간용이라는 라벨도 붙어 있어서 확실하게 알아볼 수 있어. 낮이나 밤에 쓰는 생리대 모두 날개가 달린 것도 있고 안 달린 것도 있지. 여기서 '날개'란 팬티 가랑이 양옆에 붙일 수 있는 접착띠를 말해. 날개가 달린 생리대는 팬티에 더 잘 붙어 있고 팬티 가랑이로 피가 새어 나오지 않게 막아 줘.

포장지의 물방울 표시를 확인해요

　생리대 포장지의 물방울 표시를 보면 흡수할 수 있는 피의 양이 얼마나 되는지 알 수 있어. 물방울 한두 개만 그려져 있다면 출혈이 적거나 생리 기간이 끝나 가는 사람을 위한 거지. 물방울 세 개가 그려진 건 '레귤러(regular)' 생리대라고도 하는데 거의 모든 경우에 적당히 쓸 수 있어. 물방울 대여섯 개가 그려진 건 출혈이 많은 사람이나 밤에 잘 때처럼 생리대를 오래 차고 있어야 하는 경우를 위한 거고. 야간용 생리대가 필요 없고 밤에도 날개 달린 레귤러 생리대로 충분한 사람이 있는가 하면, 낮에도 피가 새지 않으려면 야간용 생리대를 써야 하는 사람도 있어.

생리대는 얼마나 자주 교체해야 하나요?

생리대에 피가 가득 흡수되면 교체해 줘야 해. 그렇게 되는 데 걸리는 시간은 출혈량과 착용한 생리대 종류에 따라서 달라지지. 처음에는 생리대에 묻은 자신의 피를 보는 걸 무서워하는 사람도 있지만, 결국엔 다들 익숙해지게 돼. 생리는 위험하거나 더러운 물질이 아니라 매달 네 몸속에서 만들어지는 자연스러운 물질이라는 걸 잊지 마. 생리대를 착용했을 때 성기에서 냄새가 나는 것 같다면 생리대를 좀 더 자주 교체해 봐. 네 시간에 한 번 정도면 어떨까? 하지만 야간용 생리대는 밤새 하나로 충분해야 해.

생리대의 장점:
- 사용하기 쉬워.
- 밤에 오래 잘 때도 무리 없이 쓸 수 있어.
- 질에 넣지 않아도 돼.

생리대의 단점:
- 착용한 상태로 수영을 할 수 없어.
- 자꾸 의식이 되고 가랑이에 땀이 차서 갑갑해.
- 평소보다 성기 냄새가 심해질 수 있어. 신경 쓰인다면 성기를 물로 잘 씻고 생리대를 좀 더 자주 교체해 주렴.

111

생리대 사용법

1. 생리대 아래쪽의 접착 테이프를 벗겨내고
   팬티 안쪽에 붙여. 날개 달린 생리대라면
   날개의 접착 테이프도 벗겨 낸 다음 팬티
   가랑이 양옆에 붙이면 돼.

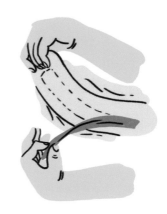

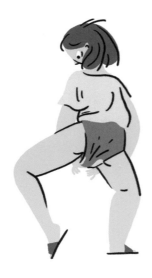

2. 생리대가 피를 충분히 흡수해서
   냄새가 나는 것 같으면 교체해 줘.
   생리대에 피가 가득 차면 가랑이가
   축축해진 느낌이 들 거야.

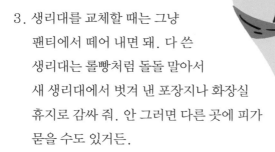

3. 생리대를 교체할 때는 그냥
   팬티에서 떼어 내면 돼. 다 쓴
   생리대는 롤빵처럼 돌돌 말아서
   새 생리대에서 벗겨 낸 포장지나 화장실
   휴지로 감싸 줘. 안 그러면 다른 곳에 피가
   묻을 수도 있거든.

탐폰

탐폰은 한쪽 끝에 끈이 달린 작고 흰 마개처럼 생겼어. 생리를 할 때 질에 넣을 수 있게 만들어졌지. 일단 잘 넣고 나면 존재감이 느껴지지 않을 만큼 편해. 밖으로 나온 끈 말고는 눈에 보이지도 않아.

탐폰은 생리혈을 흡수하면서 점점 크게 불어나. 탐폰이 피를 최대한 흡수했으면 끄집어 내서 버리면 돼. 탐폰이 질에서 빠져나오려고 하거나 속옷에 피가 새어 나오는 것 같으면 탐폰을 교체해야 해.

탐폰은 누가 쓸 수 있나요?

청소년이 탐폰을 쓰는 건 해롭다고 생각하는 사람들도 있지만, 그렇지 않아. 탐폰은 안전하게 사용할 수 있고 성기를 손상시키지도 않아. 질이 있는 사람이라면 누구나 탐폰 사용을 익힐 수 있어.

탐폰을 쓰면 아픈가요?

처음엔 탐폰을 넣었을 때 이상하거나 불편한 느낌이 들 수도 있어. 일단 초보자들에겐 질에 뭔가를 넣는다는 것 자체가 익숙하지 않은 일이야. 그래서 무의식 중에 질 근육을 이완하지 못하고 긴장 상태가 되기 쉽지. 그렇게 되면 탐폰을 넣기가 어려워져. 게다가 많은 초보자들은 겁이 나서 탐폰을 충분히 안쪽까지 넣지 못해. 탐폰이 질 입구에 가닿지 않으면 계속 이물감이 느껴질 수도 있어. 그러니까 탐폰을 한 손가락으로 깊이 밀어 넣어 봐. 일단 탐폰이 제 위치에 놓이고 나면 거기 있는 줄도 잊어버릴걸.

어떤 사이즈의 탐폰을 쓸까요?

탐폰 사이즈는 브랜드에 따라서 서너 종류로 나뉘어. 미니(물방울 2개), 레귤러(물방울 3개), 슈퍼(물방울 4개), 슈퍼 플러스(물방울 5개)지. 탐폰 사이즈는 질 크기가 아니라 흡수할 수 있는 피의 양을 가리키는 거야. 그렇긴 해도 탐폰을 처음 사용할 때는 가장 작은 사이즈로 연습해 보면 더 쉽지. 넣고 나서도 편안한 느낌이 든다면 더 큰 사이즈를 시도해도 좋아. 누구나 질에 큰 사이즈의 탐폰을 넣을 수 있어.

큰 사이즈 탐폰의 장점은 자주 교체하지 않아도 된다는 거야. 반면 단점이라면 질 안이 건조해질 수 있다는 거지. 그러면 탐폰을 넣고 빼는 게 불편할 수 있어. 또한 탐폰은 생리대와 달리 피가 가득 차기 전까지는 깜빡 잊어버리기 쉬워. 탐폰을 하룻밤 수면 시간인 8~9시간보다 더 오래 넣고 있으면 안 돼.

탐폰 빼는 걸 잊으면 어떻게 되나요?

실제로 가끔 탐폰을 질에 넣은 채 깜빡하는 사람들이 있어. 우리는 일주일 내내 탐폰을 넣고 있었던 환자를 진료한 적도 있지. 대부분은 문제없이 해결되지만, 탐폰에서 아주 끔찍한 냄새가 나긴 해. 하지만 탐폰이 체내로 더 깊이 들어가는 일은 없어. 질은 자궁 경부에서 끝나는 폐쇄형 관이니까. 탐폰을 넣고 깜박한 것 같은데 손가락으로는 찾을 수 없다면, 대변을 볼 때처럼 쪼그리고 앉아 힘을 줘 봐. 그러면 탐폰이 미끄러져 나올 수도 있어. 하지만 그렇게 해도 해결이 안 된다면 병원에 가 봐야겠지.

우리의 가랑이는 소중하니까!

일부 제조업체는 생리대나 탐폰에 불필요한 화학 성분이나 향을 첨가하기도 해. 그러면 제품에서는 좋은 냄새가 나겠지만 민감한 성기 피부에는 해로워. 알레르기 반응을 일으키거나 성기에 발진이 생겨서 가렵고 따갑고 화끈거릴 수도 있지. 게다가 해로운 물질에 대한 반응은 그 제품을 얼마 동안 사용하고 나서야 나타나는 경우가 많아.

향을 첨가한 생리대나 탐폰은 피하도록 해. 잘 모르겠다면 포장지를 꼼꼼히 읽어 봐.

생리 기간 전후로 성기가 불편한 느낌이라면 생리컵이나 탐폰을 써 봐. 아니면 생리대 브랜드를 바꿔 보는 것도 좋아. 알레르기나 아토피성 습진이 심각한 사람을 위해 향과 화학 성분을 넣지 않은 생리대와 탐폰도 나와 있어.

탐폰 어플리케이터

시중에 판매되는 탐폰 브랜드 중에는 탐팩스처럼 어플리케이터가 달려 있는 경우도 있어. 어플리케이터는 질에 손가락을 직접 넣지 않고서도 탐폰을 삽입할 수 있게 도와주는 2중 구조의 판지나 플라스틱 튜브지(한국에서 판매 중인 탐폰은 거의 어플리케이터가 있는 탐폰이라 말해도 무방하고, 대부분 플라스틱으로 만든다). 어플리케이터가 있는 탐폰은 대체로 없는 것보다 조금 더 비싸. 게다가 포장이 더 많이 되어 있어서 환경에도 좋지 않지. 하지만 탐폰을 처음 사용할 때 걱정이 된다면 어플리케이터가 있는 탐폰으로 시작하는 것도 좋아. 질에 더 쉽게 넣을 수 있으니까.

어플리케이터는 캠핑장이나 바닷가처럼 손을 씻기가 불편한 곳에서 탐폰을 넣어야 할 때도 편리해. 인터넷에서는 친환경 어플리케이터 탐폰도 주문할 수 있어.

탐폰의 장점:

- 존재감이 거의 안 느껴지고 눈에 보이지 않아.
- 착용한 채 수영을 할 수 있어.
- 가랑이에 땀이 덜 차고 하루 종일 더 산뜻하게 지낼 수 있어.

탐폰의 단점:

- 사용하려면 연습이 필요해.
- 처음에는 질 근육이 이완되지 않거나 탐폰을 충분히 밀어 넣지 못해서 이물감이 드는 경우도 있어.
- 반드시 9시간이 되기 전에 꺼내야 해.

탐폰을 오래 넣고 있으면 안 되는 이유

아주 운이 나쁜 극소수의 경우 탐폰 때문에 독성충격증후군 (TSS)이라는 희귀병에 걸릴 수도 있어.

이 질병은 불결한 손가락으로 탐폰을 넣었거나 탐폰을 너무 오래 넣고 있었을 때 발생할 가능성이 있어. 그래서 '탐폰 병'이라고 부르기도 하지. 하지만 그건 말도 안 되는 이름이야. 사실 탐폰 외에도 여러 경로로 이 질병에 걸릴 수 있거든. 물론 탐폰을 안 쓰는 남자들도 이 병에 걸릴 수 있어.

만약 네가 운이 나빠서 독성충격증후군을 겪는다 해도 바로 알아차릴 수 있을 거야. 극심한 메스꺼움과 갑작스런 고열, 구토, 설사, 두통, 근육통뿐만 아니라 발진까지 동시에 일어나거든. 이런 증상들은 모두 심각한 병의 신호니까 바로 병원에 가 봐. 탐폰을 사용하고 난 뒤 이런 증상을 겪었다면 의사에게 반드시 알려야 해.

탐폰 사용법

1. 탐폰을 처음 써 볼 때는 시간 여유를 갖고
충분히 몸의 긴장을 푸는 게 좋아.

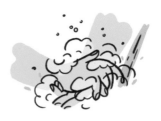

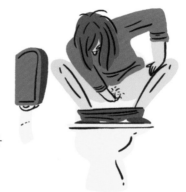

2. 탐폰의 비닐 포장을 벗긴 다음 탐폰 아래쪽에 붙은
끈을 당겨서 풀어. 이 끈은 나중에 탐폰을 꺼낼 때
쓰게 되니까 쉽게 잡을 수 있어야 해.

3. 편안한 자세를 취하고 긴장을 풀어.
다리 한쪽을 변기에 올리거나 스쿼트
자세를 취해. 손가락이나 거울을 사용
해서 질 입구를 찾아.

4. 끈이 달린 탐폰의 아래쪽을 쥐고 질에 삽입해. 탐폰을 비스듬히 잡아
서 수직 방향이 아니라 살짝 엉덩이 쪽으로 기울어지게 삽입되도록 하
는 게 요령이야. 탐폰이 더 이상 들어가지 않을 때까지 안쪽으로 밀어
넣어. 손가락을 질 깊숙이 넣어야 할 거야. 질의 깊이는 10센티미터
에 이를 수 있거든.

5. 어플리케이터 달린 탐폰을 쓸 경우 4번은 생략해도 돼. 어플리케이터 끝을 1센티미터 정도 질에 넣고 어플리케이터의 안쪽 관을 바깥쪽 관에 밀어 넣으면 탐폰이 질에 삽입되지. 안쪽 관과 바깥쪽 관 끝이 완전히 겹쳐질 때까지 밀어 넣어야 탐폰이 제대로 삽입돼. 이제 어플리케이터를 다시 조심스럽게 끄집어내기만 하면 탐폰과 끈은 질 안에 남아 있을 거야.

6. 탐폰이 제 위치에 삽입되었다면 거의 존재감이 없을 거야. 아직도 이물감이 느껴진다면 탐폰을 좀 더 깊이 넣어 봐. 탐폰이 몸속으로 들어갈 일은 없으니 걱정할 필요 없어. 손가락을 꺼내서 끈이 제대로 질 입구 밖에 나와 있는지 확인해.

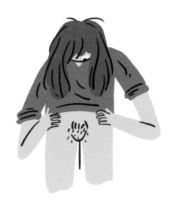

7. 탐폰을 도로 꺼낼 때는 질 밖에 나와 있는 끈을 당기면 돼. 숨을 깊이 들이쉬었다가 다시 내쉬면서 그와 동시에 탐폰을 꺼내. 이제 질 근육의 긴장을 풀고 탐폰을 화장지로 잘 싸서 쓰레기통에 버려.
절대 변기 안에 버리면 안 돼.

생리컵

생리컵은 정확히 이름 그대로야. 생리혈을 받아 주는 컵이고, 생리할 때 질에 넣으면 되지. 생리컵은 질 벽에 꽉 달라붙어서 밀폐 상태를 이루기 때문에 피가 옆으로 새지 않아. 탐폰과 마찬가지로 제대로 넣기만 하면 눈에 띄지도 않고 존재감도 없지. 생리컵은 부드러운 실리콘 소재로 만들어지고 다양한 사이즈가 나와 있어. 일단은 가장 작은 사이즈로 시도해 봐.

생리컵은 누가 쓸 수 있나요?

원한다면 누구든 생리컵을 쓸 수 있어. 어린 여자아이들도 마찬가지야. 성 경험이 없는 여자아이도 질에 충분히 생리컵을 넣을 수 있고 전혀 손상을 입지 않아. 많은 여자들이 생리컵 사용을 망설이는 이유 하나는 처음엔 다소 쓰기가 어렵게 느껴지기 때문이야. 그리고 매일 컵을 꺼내서 피를 비운다는 걸 불편하게 여기는 사람도 있지.

환경에 유익한 생리컵

생리컵의 가장 큰 장점은 환경에 유익하다는 거야. 전 세계에서 하루에 버려지는 탐폰과 생리대가 몇 개나 될지 생각해 봐. 쓰레기가 엄청 나오겠지! 하지만 생리컵은 한 개로 몇 년이고 계속 쓸 수 있어. 생리컵 가격은 150~300크로나(2~4만 원―옮긴이) 정도지만, 장기간의 생리대나 탐폰 구입 비용과 비교하면 훨씬 저렴한 셈이지. 약국은 물론 인터넷에서도 생리컵을 살 수 있어.

생리컵 사용법

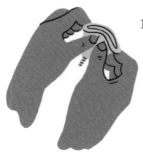 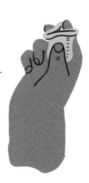

1. 생리컵을 삼각형으로 접은 다음 두 손가락으로 조심스럽게 질 안에 넣어.

2. 올바른 방향으로, 그러니까 입구가 위쪽에 오는 상태로 충분히 깊이 들어간 것 같다면 손가락을 꺼내. 접혔던 컵이 펴지면서 질 벽의 형태에 맞춰질 거야. 생리컵은 12시간까지 삽입하고 있을 수 있어.

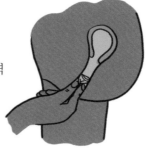

3. 생리컵을 꺼낼 때는 아래쪽의 뾰족하게 튀어나온 부분을 잡고 살짝 비틀면서 밖으로 당겨. 아니면 생리컵 가장자리에 손가락 하나를 걸어서 끌어내도 돼. 어떤 종류의 생리컵을 쓰든 간에 익숙해질 때까지 자주 꺼내서 비워 주는 게 좋아. 그러면 한 번에 비워야 할 피의 양도 줄어들 테니까. 피를 변기나 세면대에 비운 다음 생리컵을 깨끗이 헹궈서 다시 질에 넣어.

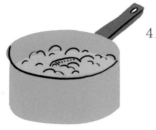

4. 생리컵을 최대한 깔끔하게 관리하려면 다음 번 생리가 시작되기 전에 삶아 두면 돼. 당연한 이야기지만 생리컵을 넣거나 꺼낼 때 손을 깨끗하게 씻는 것도 중요하지.

생리컵을 질에서 꺼내지 않고서도 용변을 볼 수 있어. 탐폰도 마찬가지야!

생리컵의 장점:

• 환경에 유익하고 장기적으로 비용이 저렴해.
• 존재감이 없고 눈에 띄지 않아.
• 탐폰보다 오래 삽입하고 있어도 돼.
• 삽입한 채로 수영도 할 수 있지.
• 가랑이에 땀이 덜 차고 하루 종일 더 산뜻하게 지낼 수 있어.
• 생리 기간에 나타날 수 있는 가려움증이나 질염이 완화돼.

생리컵의 단점:

• 처음에는 돈이 좀 들어.
• 칸막이 안에 개별 세면대가 없는 공중화장실에서는 눈에 띄지 않게 생리컵을 세척하기 어려워.
• 생리컵을 비우는 일은 생리대나 탐폰을 교체하는 일보다 지저분할 수도 있어.

옷에 생리가 묻어 나오면 어떡하죠?

- 겉옷을 벗어서 허리에 둘러. 겉옷을 입고 있지 않다면 친구에게 빌려 달라고 해 봐.
- 생리대나 탐폰을 갖고 있지 않다면 팬티 가랑이에 날개 달린 생리대를 붙이듯 종이 타월을 몇 겹으로 둘러서 감싸. 질 입구는 휴지로 임시 '마개'를 만들어서 막도록 해.
- 옷에 묻은 피를 씻어 내야 한다면 차가운 물과 비누를 쓰는 게 가장 좋아. 그래야 피가 잘 용해되거든.
- 언제든지 담임 선생님이나 보건 선생님에게 도움을 청하면 네가 쓸 생리대와 탐폰을 줄 거야.
- 남들이 보고 지저분하다고 생각할까 봐 신경 쓰이겠지만, 모든 여자들이 한번쯤 겪는 일이란 걸 잊지 마!
- 혹시 다른 여자아이의 옷에 핏자국이 생긴 걸 보게 되면 겉옷을 빌려 주렴. 그리고 남들이 보거나 듣지 못하게 가만히 한쪽으로 데려가서 이야기를 해 줘. 선의를 베풀렴. 언젠간 너도 겪을 수 있는 일이니까!

생리 팬티

요즘은 생리 전용 팬티도 시중에 나와 있지. 탐폰 한두 개만큼의 생리혈을 흡수할 수 있게 제작된 팬티야. 이런 팬티를 입으면 위생 용품이 필요 없지만, 출혈이 가장 많은 날에는 그것만으로 하루 종일 버티긴 어려울 수 있어. 그런 날에는 생리 팬티와 함께 탐폰이나 생리컵을 쓰면 좋겠지. 생리 팬티를 쓰면 생리대나 탐폰 사용이 줄어들 테니 환경에도 유익할 거야.

생리컵과 생리 팬티로 환경을 보호하자!

매일 밤 생리 팬티에 묻은 피를 씻어 내고, 세탁기를 쓸 때는 합성 섬유 등의 코스를 택해서 약하게 돌려 줘. 매일 세탁해야 하니 몇 벌쯤 장만해 두거나 특별한 경우에만 착용하도록 해. 파티에 갈 때 아주 편리하겠지!

생리 팬티의 장점:
- 쓰레기를 줄여서 환경에 유익해.
- 눈에 띄지 않고 질에 삽입할 필요도 없어.

생리 팬티의 단점:
- 현재로서는 값이 비싸고 몇몇 인터넷 사이트에서만 살 수 있어.
- 매일 갈아입고 세탁해야 해. 그러니 생리 기간 내내 쓰려면 한 벌로는 모자라지.

생리와 수영

생리 중에 수영이나 목욕을 하고 싶다면 탐폰과 생리컵을 쓸 수 있어. 물속에서 생리대는 쓸모가 없지. 바다나 수영장 안에 들어가는 순간 물을 빨아들여 축축해질 테니까.

탐폰을 사용할 경우 반드시 물에서 나오는 대로 교체해 주어야 해. 탐폰도 물을 빨아들여 포화 상태가 될 수 있거든. 수영을 할 때는 생리컵을 쓰는 게 가장 좋아. 물을 전혀 빨아들이지 않으니 마음껏 물속에 있어도 되지.

출혈이 적고 잠시 바다에 몸만 담글 생각이라면 따로 위생 용품 없이 짙은 색 비키니 팬티만 입어도 돼. 바다에는 물이 아주 많아서 피가 눈에 띄지 않고 금세 씻겨 나가거든. 갑자기 피 냄새를 맡은 상어가 나타나 네 다리를 물어뜯는 일 같은 건 없을 거야! 확신이 안 선다면 먼저 욕조에서 시도해 봐.

혹시라도 상어 때문에 겁이 날까 봐 하는 말인데, 생리 중에 수영을 한다고 상어에 물릴 일은 없어. 그 점에 있어서는 우리를 확실히 믿어도 돼.

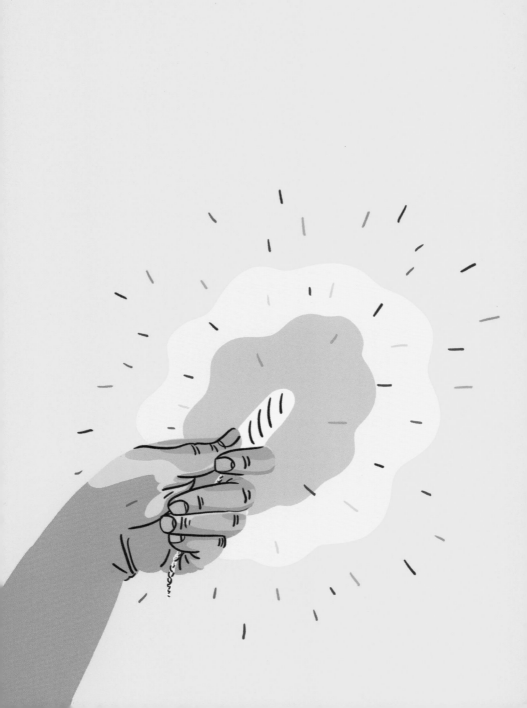

생리 빈곤

전 세계 곳곳에 생리대나 탐폰을 구하지 못하는 여자아이들이 있어. 그들에겐 위생 용품 가격이 너무 비싸기 때문이지. 게다가 화장실이나 몸을 씻을 깨끗한 물이 없어서 병에 걸리는 여자아이들도 많아. 그래서 생리 중에 학교를 쉬거나 혹은 아예 자퇴하기도 하지. 성인 여성들의 경우 결근이 잦아져서 일자리를 잃기도 해. 이런 현상을 '생리 빈곤'이라고 불러. 생리는 아직도 전 세계의 여자들이 남자들만큼 교육과 사회생활의 기회를 누리지 못하는 주요 이유 중 하나야. 정말로 불공평한 일이지.

우리가 도울 수 있어

생리 빈곤에 관해 잘 모르는 사람들도 많아. 여성의 몸에 관해 공개적으로 큰 목소리를 내는 건 여전히 쉽지 않은 일이기 때문이지. 하지만 여자로 사는 것에 관해, 네가 생리 중이라는 사실에 관해 부끄러워하지 않고 드러냄으로써 공론화에 도움을 줄 수 있어. 우리는 여자의 몸을 공개적으로 이야기할 수 있어야 해. 생리는 정상적이고 당연한 현상이니까.

생리 빈곤에 맞서 싸우다

아미카 조지라는 이름을 들어 본 적이 있니? 아미카는 영국에 사는 평범한 여자아이였지만 중학교 졸업반이었을 때 매우 특별한 행동을 했어. 어느 날 아침 식사를 하며 신문을 읽던 아미카는 생리 빈곤을 다룬 기사를 보았지. 영국 여자아이들 10명 중 1명은 생리대나 탐폰을 살 돈이 없어서 생리 기간에 등교하지 못한다는 기사였어.

생리 빈곤은
전 세계적 문제야.

생리대를 살 형편이 못 되어서 매달 결석해야 하는 여자아이들 중에는 아직 아홉 살밖에 안 된 경우도 있지. 영국뿐만 아니라 전 세계에서 일어나는 일이야. 팬티 안에 생리대 대신 속을 채운 양말이나 신문지, 혹은 누더기를 넣는 여자아이들도 있고.

아미카는 분노해서 무슨 일이든 해야겠다고 결심했지. 그리고 SNS에서 #FreePeriods라는 해시태그 캠페인을 시작했어.
'무료 생리'와 '생리를 자유롭게!'라는 두 가지 뜻으로 해석될 수 있는 아주 기발한 명칭이었지.

아미카의 해시태그는 순식간에 퍼져 나갔고, 15만 명 이상의 서명이 모였어. 얼마 뒤 런던의 총리 관저 앞에 수천 명의 사람들이 모여서 생리 빈곤에 항의하는 시위를 벌였지.

아미카의 목소리는 확실히 전해졌어. 2018년 3월에 놀라운 소식이 도착했지. 영국 정부가 세금 수입 중의 1,500만 파운드를 생리 빈곤 해결에 쓰기로 결정했다는 내용이었어. 1년 뒤에는 영국의 모든 중학교에서 생리대와 탐폰을 무료로 나눠 주는 정책이 시작되었지.

아미카는 여전히 교내의 무료 생리대와 탐폰을 위해 싸우고 있어. 생리 빈곤과 생리를 둘러싼 금기에 대한 싸움은 이제 시작이지만, 우리는 더 나은 시대를 향해 나아가고 있는 거야.

아미카 같은 소녀들은 우리에게 미래에 대한 희망을 주고 있어.

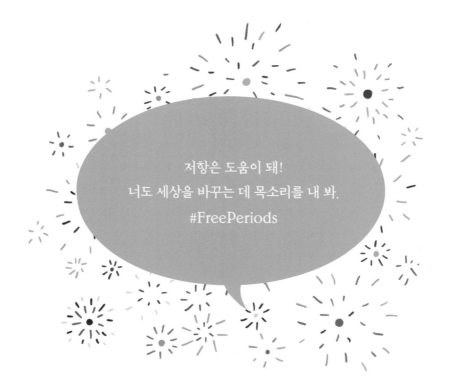

저항은 도움이 돼!
너도 세상을 바꾸는 데 목소리를 내 봐.
#FreePeriods

생리에 관한 미신들

넌 운이 좋아. 생리가 무엇이고 왜 생리를 하게 되는지 배울 수 있으니까 말이야. 하지만 그런 일이 항상 가능했던 건 아니야. 과거에는 생리가 '저주'이며 위험하고 마법적인 현상인 것처럼 이야기하는 사람들도 있었어. 사실 그렇게 이상한 일도 아니지. 우리 여자들이 며칠씩 계속 피를 흘리는데 죽지도 않는다는 게 매우 놀랍게 보였을 테니까. 사람들이 생리의 원인을 잘 몰랐던 시절에는 온갖 이야기를 지어내는 편이 더 쉬웠겠지.

우리가 들어본 미신 중 가장 희한했던 건 고대 로마의 자연과학자 대(大) 플리니우스가 주장했던 내용이야. 약 2,000년 전에 살았던 플리니우스는 생리에 아주 강력한 힘이 있어서 천둥번개가 칠 때 생리혈에 적신 천을 꺼내기만 하면 폭풍을 가라앉힐 수 있다고 생각했지. 게다가 아주 소량의 생리혈도 모든 것을 상하게 할 수 있다고 했어. 생리는 과일을 부패시키고 와인을 시게 만들며 꿀벌을 죽이고, 심지어 소금물 호수인 사해도 생리혈이 들어가면 오염된다고 말이야.

부정한 여자들

많은 문화와 종교가 생리하는 여자를 불결한 존재로 여겼어. 그렇게 된 것은 일단 지금 같은 생리대가 1960년대에야 나왔다는 사실과 연관이 있지. 그 이전의 여자들은 생리혈이 다리 사이로 흐르게 내버려두거나, 아니면 천이나 뜨개실로 직접 생리대를 만들어 가랑이에 동여매야 했어. 세탁기도 없었고 사람들이 거의 옷 한 벌로 지냈던 시대에 이런 관습이 얼마나 불편했을지 충분히 짐작해 볼 수 있겠지.

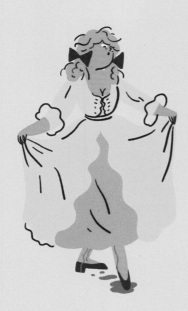

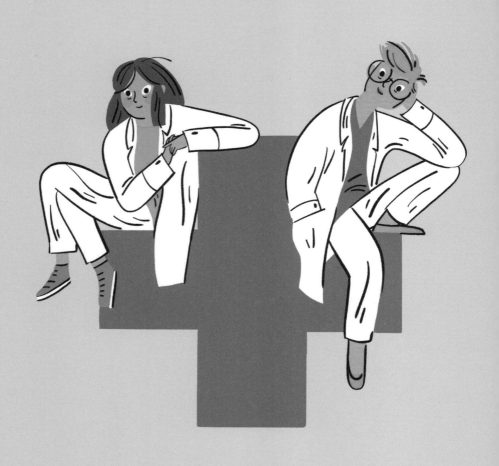

생리와 관련된 질병들

여자들의 다수는 특별한 문제나 괴로움 없이 생리 기간을 보내지만, 생리를 아주 골치 아프게 하는 두 가지 질병이 있어. 여자들의 약 10퍼센트가 겪는 드물지 않은 질병들이지. 너나 네가 아는 사람도 걸릴 수 있고, 너희 반에서 한두 명은 이미 겪고 있는 문제일 거야.

자궁 내막증

첫 번째 질병은 자궁 내막증이라고 해. 자궁 내막증에 걸리면 **유별나게 심한 생리통**을 겪게 되지. 종종 학교나 직장에 못 나갈 정도로 심각한 생리통 말이야. 너도 그런 경우라면 꼭 의사와 상담해 봐.

자궁 내막증에 따른 생리통은 흔히 생리 며칠 전부터 시작되어 생리가 끝난 뒤에도 며칠씩 지속돼. 자궁 내막증 환자는 나이가 들수록 증상이 악화되고 통증도 심해지는 경우가 많아. 생리를 시작한 지 몇 년도 안 되어 자궁 내막증이 생기는 여자아이들도 있어.

돌아다니는 자궁 내막

앞에서 살펴보았듯이 자궁 내막은 자궁 내벽에 있는 점막이지. 자궁 내막증 환자의 경우 그 점막이 원래 있어서는 안 될 다른 부위에서 자라나곤 해. 가장 흔한 증상은 자궁 주변에 있는 기관, 예를 들어 창자나 방광에 점막이 생기는 거지. 하지만 자궁 내막이 훨씬 멀리까지 옮겨 가서 허파 같은 곳에 자리를 잡을 수도 있어.

자궁 내막이 엉뚱한 곳에 생기면 문제가 발생해. 생리가 시작되면 새로 생긴 점막이 자궁 속에서와 똑같은 방식으로 일을 진행하려고 들거든. 그게 무슨 뜻일까? 맞아, **피를 흘리기 시작한다**는 거지.

여자들의 10퍼센트가 자궁 내막증에 걸려. 많은 환자들은 원인도 모른 채 통증에 시달리지.

출혈 대란

출혈이 있어서는 안 될 부위에서 갑자기 출혈이 시작되면 인체는 면역계를 동원해서 불청객을 제거하려고 해. 면역계는 손상을 복구하기 위해 **염증**을 일으키지. 바로 이 염증 때문에 자궁 내막증 환자들이 유독 고통스러워하는 거야.

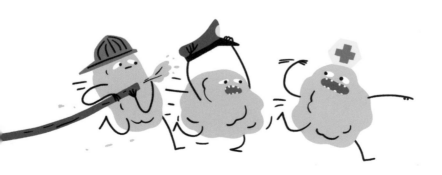

염증이 너무 심각하면 체내에 흉터가 생기고 복부 내의 장기들이 서로 붙어 버릴 수 있어. 복부 내의 흉터와 장기 유착은 **만성 통증**으로 이어지지. 흉터 조직(수축하여 섬유질이 된 결합 조직—옮긴이)이 나팔관을 막아 버리면 배란이 일어나지 못해서 임신이 어려워질 수도 있어.

어떤 도움을 받을 수 있나요?

자궁 내막증은 심각하고 까다로운 질병이지만, 조기에 발견해 약을 복용하고 치료하면 나아질 수 있어. 의사와 상담하고 경구 피임약(호르몬 피임제의 일종)을 복용하면 생리가 중단되어 고통을 크게 덜 수 있지. 출혈을 줄이면 염증과 새로운 흉터가 생길 일도 줄어드니까.

다낭성난소증후군

생리에 영향을 미치는 또 다른 질병은 다낭성난소증후군이야. 상당히 어렵게 들리는 이름이지! 하지만 쪼개어 풀어 보면 무슨 뜻인지 쉽게 이해할 수 있어. '다(多)'는 많다는 뜻이지. '낭(囊)'은 체내에 형성되는 액체 주머니를 의미해. '난소'는 앞에서 보았듯 난자가 저장되는 부위고, '증후군'은 동시에 여러 증상을 일으킬 수 있는 질병이라는 뜻이지. 즉 다낭성난소증후군이란 **난소의 체액 주머니와 관련된 일련의 증상들**을 가리키는 말이야. 문제의 주머니는 아주 작아서 환자들은 대부분 그 존재를 알아차리지 못해.

생리 불순

다낭성난소증후군의 주요 증상은 **생리가 불규칙해지거나 완전히 사라지는 거야.** 환자들은 종종 배란이 일어나지 않아서 생리를 건너뛰게 되지.

배란이 일어나지 않으면 임신도 어려워져. 별 문제 없이 임신하는 환자들도 있긴 하지만, 상당수는 의학적 도움을 받아야 임신할 수 있어.

털, 뾰루지, 신진대사 관련 증상

다낭성난소증후군 환자들은 생리 문제 외에도 얼굴과 몸에 털과 뾰루지가 나는 등 신진대사 문제를 겪곤 해. 게다가 쉽게 살이 찌기 때문에 성인형 당뇨병에 걸릴 수도 있지. 이 모든 증상은 **체내 호르몬 시스템의 불균형** 때문이야.

어떤 도움을 받을 수 있나요?

사춘기의 생리 불순은 흔한 증상이야. 하지만 생리 불순이 몇 년씩 지속된다면 다낭성난소증후군일 수도 있으니 의사와 상담해 보는 게 좋아. 다낭성난소증후군 환자에게 가장 중요한 것은 **꾸준한 신체 활동과 건강한 식생활이야.**

> 걱정이 된다면 일단 의사와 상담해 봐! 계속 혼자서 고민하는 것보단 도움을 청하는 편이 훨씬 나으니까.

그러면 호르몬 불균형이 완화되고 질병에 따르는 문제들도 줄어들거든. 다양한 약품도 복용할 수 있어. 의사에게 조언을 구해서 최선의 치료법을 찾아봐.

은밀한 여성 질병들

자궁 내막증과 다낭성난소증후군은 여자들만 걸리는 질병이지. 그렇다 보니 심지어 의사들도 별 관심이 없는 경우가 많아. 그 때문에 많은 여자들이 오랫동안 제대로 치료받지 못하고 심각한 문제를 겪을 수 있어. 불공평할 뿐만 아니라 **불필요한 사회적 손실**이지.

다행히 점점 많은 여자들이 이 질병들을 공론화하기 위해 떨쳐 일어나고 있어. 그들 덕분에 앞으로는 여자들이 더 **빠르게 증상을 파악**하고 제대로 치료받을 거라는 희망이 생겼지. 목표를 이룰 때까지 여자들이 의사들을 향해 확실하게 목소리를 내는 게 중요해. 심각한 생리통이나 생리 불순은 진지하게 받아들여져야 할 문제야.

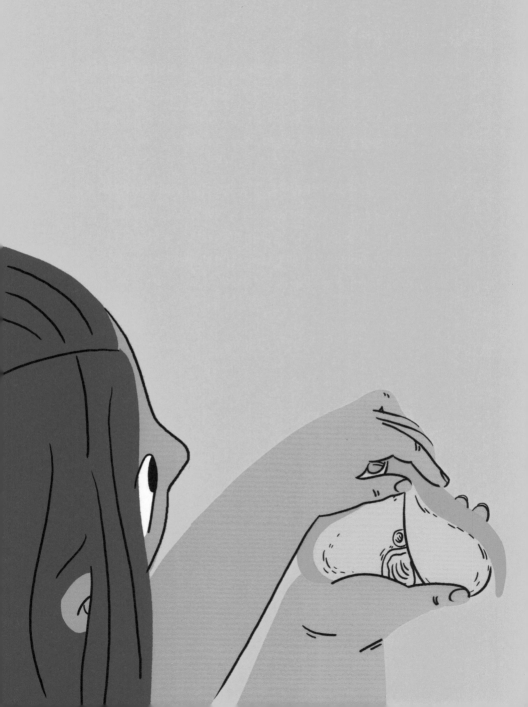

음핵

인체는 피부와 접촉하는 모든 것을 인식하는 신경들로 뒤덮여 있어. 우리의 성기는 특별히 민감하고, 그중에도 가장 민감한 부위가 바로 음핵이지. 이곳에 신경 말단이 아주 많이 분포하기 때문이야. 음핵 머리에는 인체 어느 부위보다 신경 말단이 촘촘하게 밀집되어 있어. 그렇게 민감한 만큼 섹스와 쾌락에 있어서 아주 중요한 부위이기도 하지.

음핵은 여러 부분으로 이루어져 있어. 음핵 머리는 외음부 정면의 두 소음순이 만나는 지점에 있지. 콩알처럼 생긴 머리는 포피에 싸여 보호받고 있어. 음핵 머리는 크기가 아주 다양해서 포피 밖으로 길게 튀어나온 경우도 있지. 하지만 다른 경우에는 포피에 완전히 감싸여 있어.

음핵 머리는 사실 훨씬 더 큰 기관의 일부분에 불과해. 피부 속에서는 음핵이 성기 전체를 둘러싸고 있거든. 음핵이 한 마리의 말이라고 상상해 봐. 음핵 머리는 말 머리야. 그 아래로 목이 달려 있지. 목은 비스듬히 몸으로 연결되고, 몸은 다시 네 개의 다리로 갈라져. 네 다리는 요도와 질을 둘러싸고 있고, 뒷다리 두개는 각각 성기 양쪽의 음순 아래에 숨겨져 있어.

발기

음핵 다리는 스펀지처럼 부드럽고 점막에 감싸인 '해면체'라는 조직으로 이루어져 있어. 마른 스펀지는 작지만 물에 넣으면 수분을 흡수해서 부풀어 오르지. 같은 원리로 여자들도 '발기'를 해. 해면체에 피가 몰리면 크게 부풀어 올라서 발기하는 거야. 음핵은 발기하면 평소의 두 배로 커져! 그뿐만 아니라 성기 전체가 커지고 색도 짙어지지.

음핵 발기는 언제든 일어날 수 있어. 때로는 정말 아무 이유 없이 일어나기도 하지만 성적 흥분 때문에 일어날 때가 많아. 중요한 신체적 감각인 성적 흥분에 관해서는 나중에 더 이야기하도록 할게. 발기가 일어나도 알아차리지 못하는 경우도 있지만, 성기가 욱신거리거나 얼얼해진다고 말하는 여자들이 많아. 남자의 성기가 발기할 때와 똑같은 느낌이지. 여자든 남자든 하루에 수차례, 심지어 잠자는 동안에도 발기를 겪을 수 있어. 음핵이 부풀어 있을 때는 소변을 보기가 평소보다 조금 어려워지는데, 음핵 다리가 요도를 압박하기 때문이야.

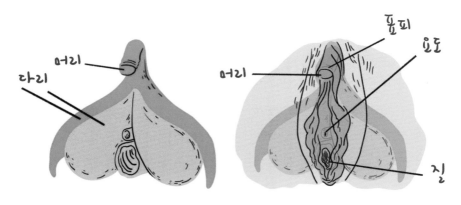

음핵의 구조와 몸속에서의 위치

여성 성기 훼손

세계의 일부 지역에서는 여자의 성이 죄스럽고 위험한 것으로 여겨져서 어른들이 여자아이들의 음핵과 성기에 손상을 입혀. 이를 '여성 성기 훼손'이라고 하지. 여자아이들의 음핵 머리를 자르거나 양쪽 음순을 꿰매 붙이는 이런 학대는 종종 여자아이가 사춘기에 이르기도 전에 일어나. 여성 성기 훼손은 해롭기 때문에 대부분의 국가에서 금지되어 있어. 그럼에도 불구하고 200만 명 이상의 여자아이들이 성기를 절제당할 위험에 처해 있지.

노르웨이에서는 여성 성기 훼손뿐만 아니라 그것이 허용된 국가로 여자아이를 데려가는 행위도 불법이지. 여자아이가 성기 훼손을 당할 위험에 처했다는 걸 알고서 아무 조치를 하지 않는 것까지도 불법이야. 주변에 그런 경우가 있다는 의심이 들면 반드시 경찰에 신고해야 해.

여성 성기 훼손은 감염과 만성 통증을 일으킬 수 있어. 소변을 보거나 생리를 할 때 고통스러워하는 여자들도 있지. 또한 피해 여성들은 많은 경우 섹스에 어려움을 겪어.

성기 훼손은 불법이지만 이를 당했을 경우에는 법적 처벌을 받지 않아. 그러니 너나 네가 아는 사람이 성기 훼손으로 고통을 겪는다면 도움을 요청할 수 있어. 예를 들어 성기 재건 수술을 받을 수도 있지. 그러면 문제가 많이 줄어들 거야.

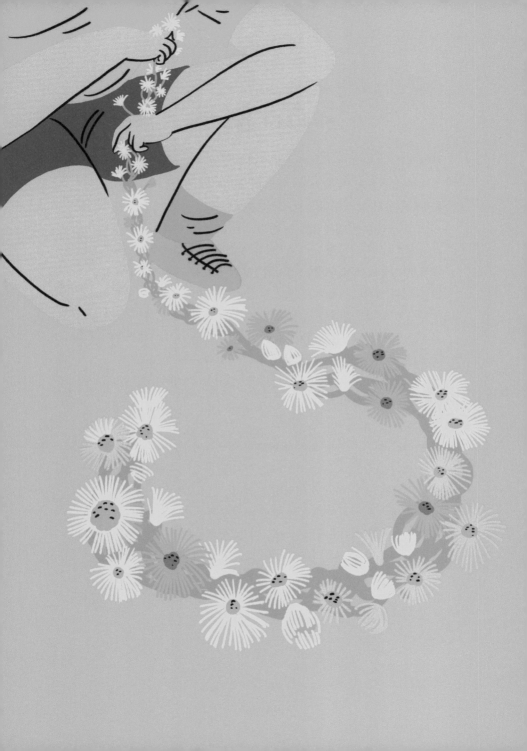

질주름

질주름은 질 입구 바로 안쪽에 있는 작은 점막 주름이야. 보통은 반지나 머리 묶는 고무줄처럼 동그랗지만 사람에 따라서 모양이 아주 다양할 수 있어. 주름치마처럼 물결 모양일 수도 있고, 질 입구를 가로질러 여분의 점막이 뻗어 있어서 노르웨이어 문자의 Ø처럼 보일 수도 있어. 아니면 여러 부분으로 나뉘었거나 들쑥날쑥한 모양일 수도 있지. 얇고 가운데 구멍이 커다란 질주름이 있는가 하면, 두껍고 탄탄해서 가운데 구멍이 작은 질주름도 있어.

모든 여자에겐 질주름이 있지. 인생의 초창기, 정확히 말하면 태아의 여성 성기가 발달하는 그 지점부터 이미 질주름이 형성돼. 처음에는 구멍이 없이 완전히 질 입구를 덮고 있지만 대부분 태어나기 직전에 모양이 바뀌어 한두 개의 구멍이 생기지. 사춘기가 되었을 때 냉과 생리혈이 나올 출구가 필요하다는 걸 생각하면 다행스러운 일이야.

질주름은 고무줄처럼 유연해!

질주름은 고무줄과 모양만 비슷한 게 아니라 탄력성에 있어서도 닮았어. 그러니까 질에 탐폰 같은 것을 넣으면 질주름도 유연하게 늘어난다는 거지. 하지만 고무줄이 머리칼을 지나치게 꽉 조이는 경우도 있듯이 질에 커다란 물건을 넣으면 질주름이 살짝 찢어지는 경우도 있고, 그러면 약간의 출혈이 발생해. 이런 이유로 대략 절반쯤의 여자아이들이 처음 삽입 섹스를 할 때 피를 흘리게 되지.

이런 출혈이 다소 두려울 수도 있지만 위험하지는 않아. 피는 금세 저절로 멎으니까 질주름 손상 때문에 출혈 과다가 일어날 일은 없어. 살짝 찢어진 부분도 곧 아물어서 보이지 않게 되지. 첫 섹스를 하고 나면 질주름이 없어진다고 생각하는 사람들이 많지만, 이는 잘못된 지식이야. 무릎을

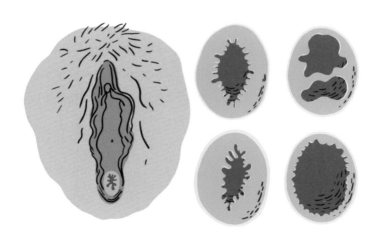

맞으면 상처가 생기지만 그렇다고 무릎이 사라지진 않잖아? 상처도 아물게 마련이고. 질주름의 상처도 그와 똑같아.

질주름은 섹스를 한다고 없어지지 않아.

질주름 폐쇄증

극소수의 여자들은 질주름에 구멍이 없어. 점막이 질 입구를 완전히 뒤덮고 있는 거지. 질주름 폐쇄증이 있는 경우 생리가 시작되면 질 안에 고인 피 때문에 몸이 아프기도 해. 복통이 심하다 못해 경련을 일으키지만 생리혈은 전혀 나오지 않는 거지. 이런 상황이 되면 수술로 피를 빼내야 해.

위험한 미신들

여자들은 아주 오랫동안 결혼하기 전까지 섹스해선 안 된다는 규칙을 강요받았어. 결혼 전의 여자는 '순결한' 상태로 보여야 했지. 결혼이라는 허가를 받기 이전에 섹스를 한 여자는 '더럽다'거나 '망가졌다'고 여겨졌어. 지금 네겐 이상하게 들리는 이야기일 수도 있지만, 사실 이곳 노르웨이에서도 그리 오래전의 이야기는 아니야. 세계 여러 곳에는 아직도 그런 식으로 생각하는 사람들이 많지. 지나치게 종교적이거나 남자가 여자의 인생을 결정해야 한다는 구식 사고방식을 고수하는 사회에 말이야.

그런 사회에서는 흔히 질주름이 여자의 섹스 경험을 확인하는 증거로 간주되지. 결혼 첫날밤에 피를 흘리지 않는 여자는 이미 섹스를 한 거라고 여겨져. 여자가 '순결'한지 아닌지 검사를 통해 확인 가능하다고 믿는 사람들도 있지. 두 가지 모두 틀린 이야기야. 하지만 아직도 이런 미신 때문에 여자들이 위험에 처하고 있어. 피를 흘리지 않거나, 검사하는 사람들이 '순결'하지 않다고 판단한 여자는 추방, 폭력, 심지어 명예살인까지 당할 수 있지.

따라서 많은 여자들은 어떻게든 자신이 '순결'하다는 걸 증명하려고 해. 의사에게 가서 검사를 받고 '증명서'를 받는 여자들도 있지. 이 '순결 증명서'는 그야말로 완벽한 사기야. 질주름을 눈으로 보거나 손으로 만져서 여자의 섹스 여부를 구분하는 건 불가능하거든. 여러 가지 이유가 있어. 첫째로 절반쯤의 여성들은 섹스를 해도 질주름이 전혀 손상되지 않아. 그래서 섹스 이후에도 질주름 모양이 변하지 않지. 둘째로 정말 섹스 때문에 질주름이 손상된 경우에도 대부분은 아물어서 예전과 똑같은 상태가 돼. 셋째로 질주름은 여자마다 모양이 매우 다르기 때문에 '순결'하고 '정상'적인 질주름 형태 같은 건 없어. 누군가의 질주름을 보고 그것이 섹스 때문에 변형된 건지 아니면 원래 그런 모양이었는지 판단할 순 없다는 거지.

질주름 수술을 받으려고 병원에 가는 여자들도 있어. 의사들은 이런 수술을 홍보하면서 질주름을 '복구'해 준다고 주장하지. 하지만 애초에 망가진 적도 없는 걸 어떻게 복구하겠어? 의사들은 그냥 질 입구나 질주름에 난 구멍을 원래보다 더 좁힐 뿐이야. 그런 수술로 여자들이 섹스할 때 출혈을 할 가능성을 늘리기만 하면 된다는 거지. 하지만 사실 그런 목적이 항상 성공한다는, 그러니까 섹스 후에 피가 난다는 보장이 있는 것도 아니야. 게다가 여자로서는 섹스가 더욱 고통스러운 경험이 될 뿐이지.

첫 섹스에서 출혈이 없는 건 매우 흔한 일이야. 게다가 누군가의 성기를 보고 섹스 경험 여부를 판단할 수 있는 사람은 아무도 없어.

'처녀막'

어떤 이들은 질주름에 관해 얘기할 때 '처녀막'이라는 말을 쓰지. '처녀막'은 아주 많은 오해를 불러일으키는 해로운 명칭이야. 일단 '처녀막'이란 말을 들으면 그게 처녀에게만 있는 무언가일 거라고 생각하는 사람들이 많거든. '처녀' 자체가 섹스 경험이 없는 여자를 가리키는 케케묵은 단어지. 하지만 애초에 질주름은 여자가 섹스를 한다고 없어지는 게 아니니까 '처녀막'이라는 말 자체가 틀린 거야! 게다가 '막'이라는 말을 들으면 질 입구를 뒤덮은 비닐 랩 같은 것을 연상하게 되는데, 앞에서 살펴보았듯이 그것도 잘못된 생각이지. 이제 너도 알다시피 거의 모든 여자는 질주름에 구멍이 있으니까. 여러 면을 고려했을 때 '질주름'이 훨씬 나은 공식 명칭이야.

메시지를 전달하자!

모든 여자에게는 자신의 몸과 성생활을 결정할 권리가 있어. 하지만 실제로는 그러지 못할 때도 있지. 질주름과 '처녀막'이라는 위험한 미신에 관해 널리 퍼뜨리면 여자들이 더욱 자유롭고 안전한 세상을 향해 한 걸음 나아갈 수 있을 거야. 우리와 함께 메시지를 전달해 줘!

신체 활동이 질주름에 영향을 미치나요?

　우리와 상담한 여자아이들 상당수가 자전거 타기, 춤, 승마 등이 질주름을 손상시킬 수 있다고 생각했어. 하지만 그건 완전히 잘못된 생각이야. 자전거 안장이 질주름에 상처를 입힐 순 없고, 운동이나 춤 때문에 질주름이 찢어지지도 않아. 질주름은 걱정하지 말고 뭐든 네가 하고 싶은 일을 해. 참, 탐폰이나 생리컵도 질주름에 손상을 입히진 않아.

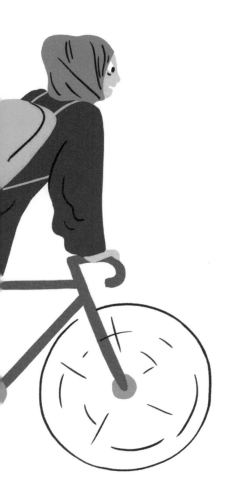
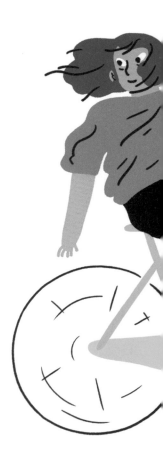

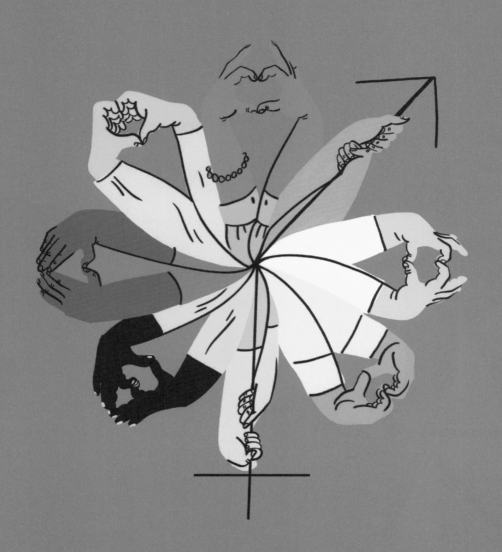

간성

인간은 대부분 전형적인 여자나 남자의 몸을 갖고 태어나지. 하지만 두 성이 혼합된, 그러니까 여자와 남자 사이 어딘가의 몸을 갖고 태어나는 사람도 있어. 이런 경우를 간성(intersex)이라고 해. inter는 '사이'를 뜻하지. 그러니까 '간성'이라는 말은 문자 그대로 '사이의 성'이라는 뜻이야.

여자와 남자는 네가 생각하는 것보다 훨씬 더 비슷해!

'혼합된 몸'이라니 다소 이상하게 들릴지도 몰라. '어떻게 한 사람의 몸이 여자 같을 수도 있고 남자 같을 수도 있다는 거지? 여자와 남자는 아주 다르잖아. 성기도 완전히 다르고 말이야.'

하지만 과연 그럴까?

사실은 그렇지 않아. 여자와 남자의 성기는 정확히 일치하는 부위들로 이루어져 있어. 다만 그 부위들이 서로 다르게 배열되고 다른 크기로 자라났을 뿐이지.

인간은 엄마의 자궁 속에 있는 동안 서서히 수정란에서 인간의 몸을 지닌 태아로 발달해 가. 태아의 성기가 될 부위는 임신 초반에 이미 형성돼. 처음에는 태아의 가랑이에 작은 쐐기처럼 솟아나 있지. 여자가 될 아기든 남자가 될 아기든, 누구나 완전히 똑같은 형태야.

이 작은 쐐기 아래에 두 겹의 부드러운 주름이 있어. 이 주름이 여자 아기의 음순이나 남자 아기의 고환이 돼. 남자아이의 고환 구조를 살펴보면, 두 개의 고환 가운데를 따라 가는 선이 나 있어. 남자 아기가 엄마 배 속에 있는 동안 겹쳐진 두 주름이 발달해 고환이 되었다는 흔적이지.

인체의 레시피 DNA
그러니까 여자와 남자의 성기는 똑같은 상태에서 발달을 시작하는 거야. 하지만 무엇이 태아가 여성의 몸을 갖게 될지, 남성의 몸을 갖게 될지 결정하는 걸까?

바로 유전자야. 네 몸의 모든 세포 안에는 DNA가 있어. 정확히 너라는 사람을 만드는 데 필요한 이 세상 단 하나의 레시피지!

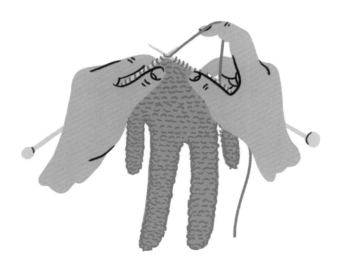

DNA는 이 레시피의 긴 가닥이 서로 엮인 조그만 다발들로 구성되어 있어. 마치 실타래와 같은 나선 다발을 '염색체'라고 해. 태아가 여자가 될지 남자가 될지 정하는 건 염색체 중 단 두 개의 성염색체야. 여자아이는 서로 일치하는 XX 성염색체를 가지지만 남자아이는 X 염색체 하나, Y 염색체 하나를 갖게 돼.

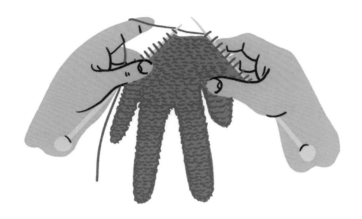

혼합된 몸

가끔은 태아의 신체가 발달하는 동안 이 레시피가 잘못 해석되지. 그러면 완전히 여자도 남자도 아닌 몸이 만들어지게 돼. 성기도 여자와 남자 사이의 형태로 완성되기 때문에 곁에서 보면 간성이란 것이 확실히 구별되는 경우가 많아. 하지만 내부 성기가 만들어지는 동안에도 해석에 실수가 일어날 수 있어. 예를 들어 외음부와 질은 있지만 자궁과 난소는 없는 상태로 태어난다든지 말이야.

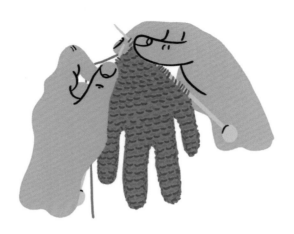

수술과 잘못된 젠더

과거에는 많은 의사들이 혼합된 몸을 지닌 아이들을 발견하면 가능한한 빨리 성기를 수술해 주려고 했지. 그들의 몸을 전형적인 여자나 남자의몸으로 바꿔 주는 수술이었어. 의사들은 아이의 성기가 전형적인 여자나남자의 것이 되면 아이를 여자나 남자로 키우기도 쉬울 거라고 생각했지. 외과의로서는 여자 성기를 만드는 수술이 더 쉬웠기 때문에, 많은 간성 아이들이 여자의 몸을 갖게 되었어. 이 때문에 문제가 생겼지. 여자의 몸을갖게 된 사람들 중 상당수가 사실은 남자였거든.

내게 불편한 몸속에서 살아간다는 건 무척 어려운 일이야. 오늘날 많은사람들은 아이가 자신의 성을 직접 결정할 때까지 수술을 보류해야 한다고 여겨. 어떤 아이들은 커서도 수술하지 않고 그대로 사는 쪽을 택하기도하지.

남들과 다른 것은 잘못이 아니야!

간성이 된다는 것은 다수의 사람들과 조금 다른 몸을 지니고 산다는 뜻이야. 혼합된 몸도 제대로 기능하고 경이로우며 자랑스러워할 만하다는 점에서 다른 모든 인간의 몸과 똑같지. 간성인들이 구별되는 건 단지 그들의 몸이 양성 범주에 들어맞지 않는다는 점뿐이야. 그들 중 일부는 의학적 도움 없이는 아이를 갖기가 어려울 수도 있어.

양성 범주에 들어맞는다는 게 뭐 그리 중요한지 의문을 가져 보는 것도 좋겠지. 왜 우리는 여자나 남자 둘 중 하나여야 할까? 결국 우리의 성별보다 더 중요한 건 한 인간으로서의 개성이잖아.

스포츠와 간성

스포츠는 성별 분리 활동이야. 남자들은 여자들보다 남성 호르몬인 테스토스테론이 많이 분비되어서 근육이 더 많고 더 빠르게 움직일 수 있기 때문이지. 이 점이 간성인들에게는 문제가 될 수 있어. 중거리 육상선수 캐스터 세메냐는 혼합된 신체를 지닌 여성이야. 하지만 테스토스테론이 아주 많이 분비된다는 점 때문에 여자 선수로 경기에 참가하는 것을 거부당했지. 세메냐는 맞서 싸운 끝에야 자기 자신, 즉 '빨리 달릴 수 있는 여자'로서 경주할 권리를 쟁취했어.

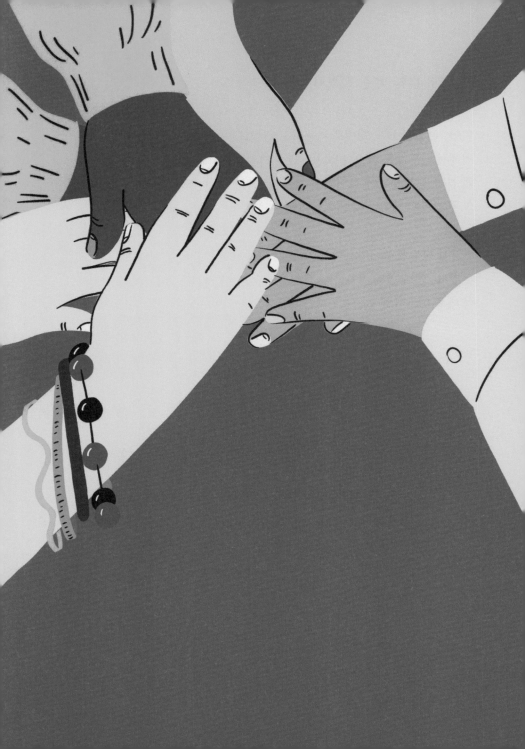

'여자아이'란 뭘까?

여자아이가 된다는 것은 정확히 무슨 의미일까? 대답하기 쉬운 질문은 아니야. 우리 여자들에게는 많은 공통점이 있지만, 서로 정확히 똑같은 여자는 존재하지 않지. 우리는 각자 다르게 생기고 다른 것을 좋아하는 다양한 개인들이니까. 축구를 좋아하는 여자아이가 있는가 하면 싫어하는 여자아이도 있지. 발레를 더 좋아하는 여자아이가 있는 한편 축구와 발레 둘 다 좋아하는 여자아이도 있어. 머리가 짧은 여자아이도 있고 긴 여자아이도 있지.

이 책은 사춘기 여자아이들의 몸에 일어나는 변화들을 다루고 있어. 하지만 여성의 몸을 가졌다고 반드시 여자인 것은 아니야. 그리고 모든 여자들이 여성의 몸을 가진 것도 아니지.

젠더

여자가 된다는 것은 특정한 젠더(gender), 즉 성별에 속한다는 뜻이야. 예전에 사람들은 대부분 젠더란 오직 두 가지, 그러니까 여성과 남성뿐이라고 믿었지. 또 여성과 남성은 다르게 생겼기 때문에 양성을 쉽게 구분할 수 있다고 생각했어.

다행히 점점 더 많은 사람들이 성별은 그렇게 간단한 문제가 아니라는 사실을 깨닫고 있지. 누군가 남자처럼 생겼다고 해서 반드시 남자인 건 아니고, 양성 외에도 다른 성별들이 존재할 수 있다는 사실을 말이야.

몸과 정체성

　인간의 젠더를 결정하는 요소는 다양해. 그중 가장 중요한 두 가지는 몸과 정체성이야. 우리가 갖고 태어난 몸은 여자의 것일 수도 있고 남자의 것일 수도 있어. 여자의 몸에는 외음부가 있고 남자의 몸에는 음경과 고환이 있지. 그리고 혼합된 신체를 가진 간성인도 있어.

　정체성은 몸과 달리 네 머릿속에 존재하는 것이야. 한 사람이 여성의 정체성을 가졌다면 자신이 여자라는 걸 알아차리지. 그리고 남성의 정체성을 지녔다면 자기가 남자라는 걸 알게 돼. 이제는 개인의 젠더를 정할 때 몸보다 정체성이 더 중요하다고 생각하는 이들이 많아졌어. 우리도 그 의견에 완전히 동의해!

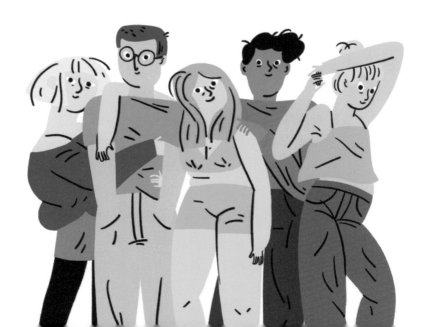

시스젠더와 트랜스젠더

사람들은 대부분 신체적 성과 정신적 성이 일치하지. 예를 들어 이 책을 쓰고 있는 우리 둘은 여자의 몸으로 태어났고 정신적으로도 여자야. 우리 같은 경우를 '시스젠더'라고 해.

하지만 신체와 정신의 성이 서로 다른 사람들도 있어. 몸은 남자지만 그럼에도 자신이 여자라고 확신하는 사람도 얼마든지 존재할 수 있는 거지.

이런 사람들을 보통 '트랜스젠더'라고 불러. '잘못된 몸을 갖고 태어났다'고 표현하기도 하지. 남자의 몸으로 태어난 여자는 '트랜스 여성', 여자의 몸으로 태어난 남자는 '트랜스 남성'이라고 해.

제3의 성

트랜스젠더 중에는 양성 중 어느 쪽에도 들어맞지 않는 정체성을 지닌 경우도 있어. 이런 사람들은 자신이 '제3의 성'이라거나 아예 특정한 성에 속하지 않는다고 말하는 쪽을 선호하지(최근에는 성별 이분법binary을 거부한다는 의미의 논바이너리Non-binary라는 용어가 많이 쓰인다—옮긴이). 혹은 한 가지 이상의 성 정체성을 유동적으로 오가는 사람들인 '젠더플루이드'도 있어.

그, 그녀, 혹은 '그들'?

많은 이들이 트랜스젠더인 사람을 어떻게 불러야 할지 묻곤 해. 그, 그녀, 아니면 '그들'? 여성 아니면 '트랜스 여성'? 모든 트랜스젠더에게 통용될 수 있는 하나의 정답은 없어. 항상 상대방에게 어떤 명칭을 선호하는지 물어보는 것이 좋아.

불확실한 것도 괜찮아

　너의 정체성을 찾아내기가 어려울 수도 있어. 트랜스젠더 중에도 아주 어릴 때부터 잘못된 몸으로 태어났단 걸 알아차리는 사람이 있는가 하면, 시간이 지나서야 그 사실을 깨닫는 사람도 있지. 막연히 뭔가 잘못됐다고 만 느끼다가 한참 뒤에야 그 느낌의 정체를 인식하기도 해. 너나 네가 아는 사람이 자신의 성 정체성에 확신을 갖지 못한다면 LGBTQ 단체의 상담 서비스로 전화해 보길 추천해. 익명 상담이고 유익한 조언과 격려를 받을 수 있어(한국에도 '행동하는성소수자연대' 등 다양한 단체들이 있다).

남들에게 말하기는 어려워

　네가 트랜스젠더라고 남들에게 말하는 건 어려운 일일 거야. 고백 자체가 두려울 테고, 어쩌면 상대의 반응에 상처를 받을 수도 있어.

　어떤 사람들은 너무 놀라서 네게 뭐라고 대답해야 할지 모를 거야. 또 어떤 사람들은 화를 내거나 겁을 먹겠지. 하지만 그렇다고 해서 그들이 널 사랑하지 않는다는 뜻은 아니야. 너의 가족과 친구에게 충분히 시간을 주고 대화의 기회를 찾아봐. 그들이 널 이해할 수 있게 이야기를 들어주고 질문을 던져 봐. 네가 트랜스젠더라고 남들에게 밝히는 것을 흔히 '커밍아웃' 혹은 '벽장에서 나오다'라고 말하지. 동성애나 이성애 같은 성적 지향을 밝힐 때도 이런 표현을 써.

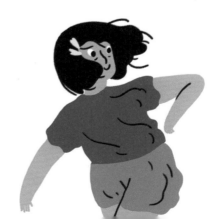

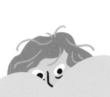
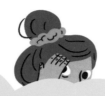
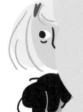
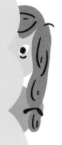

벽장에서 나오다

'커밍아웃'이나 '벽장(closet)에서 나오기'란 네 성 정체성이나 성적 지향을 남들에게 밝히는 행위를 말해. 트랜스젠더, 게이, 레즈비언, 양성애자들이 종종 쓰는 표현이지.

벽장에서 나오는 것은 어려운 일이고 네 주변 사람들을 깜짝 놀라게 할지도 몰라. 한 가지 생각해 봐야 할 점은, 이 세상 모든 사람이 시스젠더 이성애자라는 흔한 선입견이 사라진다면 그렇지 않은 사람이 굳이 '벽장에서 나올' 필요는 없으리라는 거야.

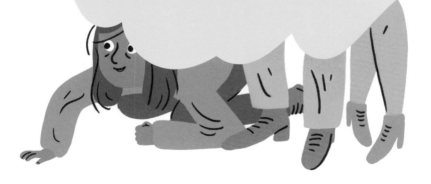

이해하지 못하는 사람들도 있어

인정하기 싫은 현실이지만, 트랜스젠더로 산다는 건 때로 위험한 일일 수 있어. 자기가 이해하지 못하는 존재를 보면 버럭 화를 내는 사람들이 있기 때문이야. 그중 일부는 화가 난 나머지 상대방을 해치기도 하지. 심지어 오늘날 노르웨이에서도 트랜스젠더들은 협박과 폭력의 위험에 처해 있어. 혹시라도 너나 네가 아는 친구가 다칠 수 있는 상황이라면 반드시 믿을 수 있는 어른이나 경찰, 혹은 아동 보호 기관과 상담해 봐.

네 마음에 맞는 몸 만들어 가기

트랜스젠더 중에는 자신의 몸에 좀 더 편안해질 수 있도록 외모를 바꾸고 싶어 하는 사람도 있지. 하지만 있는 그대로의 몸과 외모를 받아들이는 사람도 있어.

몸은 그대로 남겨 두되 자신의 성 정체성으로 '패싱'될 만한 옷을 입거나 화장을 하는 경우도 있지. 그리고 호르몬 요법과 수술 같은 의학적 방법을 택하는 경우도 있는데, 이런 방식을 '성전환 치료'라고 해. 성전환 치료를 받으려면 의학 전문가와의 상담을 거쳐야만 하지.

호르몬 요법과 수술을 전문의에게 받지 않는 경우 위험한 상황이 발생할 수 있어. 일부 트랜스젠더들은 치료 받기를 기다리다 초조해진 나머지 인터넷에서 약을 구하거나 심지어 직접 거세를 시도하는데, 이는 지극히 위험한 일이야.

트랜스젠더는 전혀 새로운 현상이 아니야!

트랜스젠더에게 편견을 지닌 사람들은 트랜스젠더가 현대 사회에 새롭게 나타난 존재라고 생각하지만, 그렇지 않아. 사실 수천 년 전에도 이미 트랜스젠더 이야기가 존재했으니까.

고대 그리스 신화에 나오는 신 헤르마프로디토스는 사랑의 신 아프로디테와 도둑의 신 헤르메스 사이의 자식이었지. 헤르마프로디토스는 여성의 체형을 지녔지만 가랑이에 음경과 고환이 달려 있었어.

인도에는 히즈라라는 제3의 성이 존재했지. 4,000년 전의 문서에서 히즈라에 관한 설명이 발견되었어. 과거에 히즈라는 종교 의식에서 독특한 역할을 수행했고, 그들이 특별한 힘을 지녔다고 믿는 사람도 많았대.

역사상 최초로 성전환 수술을 받은 트랜스젠더는 덴마크의 화가였어. 1882년에 남자의 몸으로 태어난 트랜스 여성이었지. 에이나르 베게너는 오랫동안 남자로 살았지만 결국 여자로 커밍아웃했고 이름도 릴리 엘베로 바꾸었어. 유감스럽게도 수술은 성공하지 못했고, 릴리는 자궁 이식 수술을 받은 지 얼마 뒤에 사망했지.

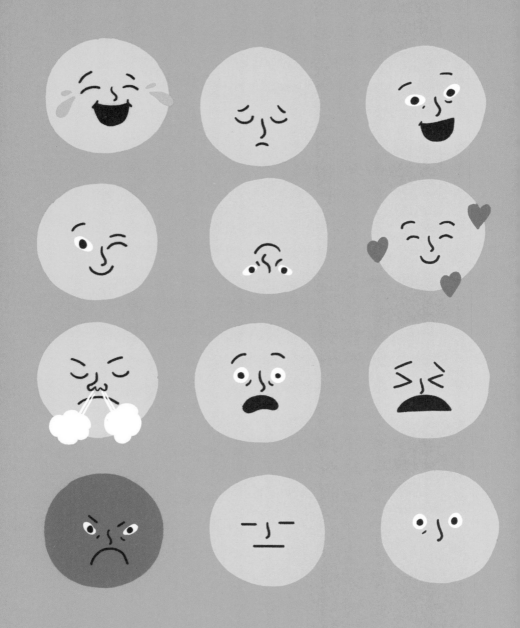

이성과 감정

네가 생리를 하고 여자의 몸이 되었다고 해서 이제 어른이라는 뜻은 아니야. 사춘기는 정신적으로 성숙해 가는 과정이기도 해. 네 사고방식은 서서히 바뀌어 갈 거야. 네가 누구이며 무엇이 되고 싶은지 깨달으려면 어느 정도 시간이 걸리지. 게다가 사춘기에는 뇌 자체가 변화를 겪어. 어른의 뇌에 이르는 과정은 어른의 몸에 이르는 과정만큼 까다로울지도 몰라. 사춘기에서 이 부분을 가장 어려워하는 아이들도 있어.

감정의 도가니

호르몬 때문에 몸이 변한다는 건 이제 너도 알겠지. 하지만 호르몬은 뇌에도 영향을 미치기 때문에 너의 감정 자체를 뒤흔들어 놓을 수 있어. 사춘기에는 감정이 유난히 격렬해지는 걸 느낄 수 있는데 이는 아주 당연한 일이야. 많은 어른들이 사춘기를 화가 많고 불안하고 평생 가장 많이 울었던 시기로 회상하지. 감정 기복도 사춘기의 정상적인 현상이야. 네 기분은 분노, 슬픔, 기쁨, 질투, 불안, 부끄러움을 비롯한 온갖 감정을 놀랍게 빠른 속도로 왔다 갔다 할 수 있어. 게다가 사랑에 빠지는 기분이나 성적 욕망 등 새롭고 낯선 감정들도 느끼게 될 거야. 이 모두가 한데 뒤섞여 때로는 경이롭고 때로는 끔찍한 감정의 도가니를 이루지.

이런 상태는 익숙하지 않은 사람에겐 두렵게 느껴질지도 몰라. 하지만 힘내. 넌 혼자가 아니야. 누구나 겪는 정상적인 과정이고, 너도 결국엔 극복하게 될 거야! 너의 뇌는 마침내 성숙해질 테고 호르몬도 어느 정도 가라앉겠지. 그러면 널 괴롭히는 감정들도 줄어들 거야.

부정적 감정들

모든 인간에게는 부정적 감정들이 있어. 누구나 사랑하는 이를 잃으면 슬픔에 빠지지. 타인이 자신의 영역에 침범하는 것 같으면 화가 나거나 두려움을 느끼고, 강한 압력을 받으면 초조해하고 자신이 무능하다고 느껴. 어느 정도의 부정적 감정은 건강한 현상이야. 네가 자신에 관해 솔직히 이야기하고 주변 사람들과 더 단단한 유대감을 형성할 수 있도록 해 주니까. 부정적 감정은 자연스러운 것이고 네가 병들었다는 뜻이 아니야.

정신 질환

인간은 다양한 정신 질환과 장애를 겪을 수 있어. 정신 질환은 생각과 감정에 영향을 미쳐서 평소와 달리 불안한 기분을 느끼게 하지. 때로는 일상생활에 지장이 생기는 사람들도 있어. 직장이나 학교에서 어려움을 겪거나 대인 관계가 힘들어지기도 하지.

불안 장애와 우울증도 정신 질환의 일종이지. 정신 질환은 아주 흔한 일이야. 청소년의 20퍼센트가 불안, 수면 장애, 절망감 같은 정신적 문제를 겪고, 여자들의 거의 10퍼센트가 사춘기 동안에 정신 질환 진단을 받아. 본인은 아니지만 친구나 가족이 정신 질환에 걸린 경우도 무척 많지. 따라서 사람들은 대부분 정신 건강이라는 주제에 관심을 갖고 있어.

왜 어떤 사람들은 정신 건강에 문제가 생기고 다른 사람들은 안 그런지 설명하긴 어려워. 유전적 영향도 어느 정도 있지. 살아가면서 스트레스, 학업의 압박, 상실과 비탄, 질병 등 어려운 상황에 처한 나머지 정신적 문제를 갖게 된 사람들도 있어. 그런가 하면 딱히 이유도 없이 정신 질환을 겪게 된 사람들도 많지. 여러 다양한 원인이 함께 작용할 수 있어.

너나 네가 아는 사람이 정신 건강에 문제를 겪고 있다면 상담을 받고 도움을 요청해야 해. 대체로 주변의 이해와 충분한 시간만 있다면 정신 질환에서 회복될 수 있어.

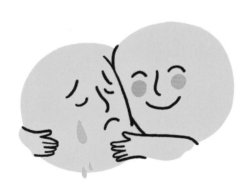

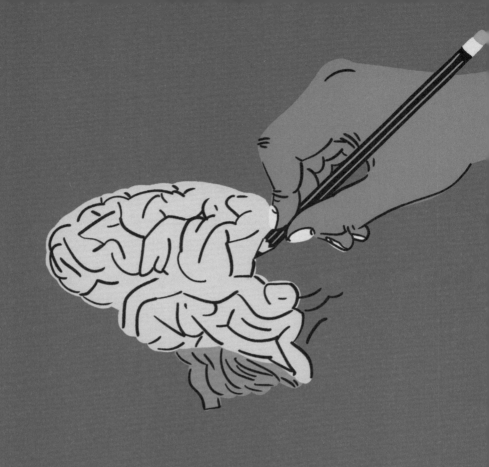

완성되지 않은 뇌

사춘기를 이해하려면 유년기부터 어른이 될 때까지 뇌에서 일어나는 변화를 이해해야 해. 아이의 뇌와 어른의 뇌를 머리에서 꺼내 비교해 본다고 해도 눈에 보이는 차이는 그리 없을 거야. 둘 다 똑같은 부위로 구성되어 있고 거의 같은 방식으로 작동하지. 아이와 어른의 차이는 뇌의 어떤 부위를 사용하는지, 뇌의 부위들이 어떻게 상호 작용을 하며 어떤 부위가 결정권을 쥐는지에 달려 있어. 인간의 뇌는 20대 중반에 이르러야 완전히 성숙하고 죽을 때까지 계속 새로운 조건에 적응해.

뇌는 어떻게 생겼나요?

뇌는 두개골 안의 액체 웅덩이에 떠다니는 커다란 회색 덩어리야. 뇌의 바깥 표피는 '대뇌피질'이라고 해. 대뇌피질에는 주름이 많이 있어서 전체 표면적이 아주 넓지. 대뇌피질은 뇌에서 가장 얇은 층이지만 뇌세포와 신경 세포 대부분을 포함하고 있어. 신경 세포는 인간이 하는 거의 모든 일을 책임지는 존재야.

뇌세포는 케이블처럼 생긴 긴 돌기를 통해 서로 신호를 전달하며 상호 작용을 하지. 이 돌기를 '축색 돌기'라고 해. 이 케이블들이 신경 세포를 연결해 준다고 생각하면 돼. 축색 돌기는 놀랍도록 빠른 속도로 메시지와 정보를 전달하지.

신경 세포가 상호 작용하는 방식은 인체의 여러 부위들이 호르몬을 통해 소통하는 것과 비슷해. 차이라면 호르몬은 피를 타고 몸속을 자유롭게 돌아다니는 미세 물질이지만, 신경 세포는 케이블로 직접 연결되어 있는 세포에만 메시지를 전달할 수 있다는 거지.

뇌는 찰흙과 같아

네가 새로운 것을 경험하고 배울 때마다 뇌 신경 세포 사이에 새로운 통로가 만들어져. 뇌는 아이들이 장난감 틀로 찍어서 모양을 만드는 찰흙만큼 유연하다고 말할 수 있겠지. 뇌에서 자주 사용되는 부위들은 점점 더 크게 발달하고, 다른 부위들과의 연결 통로도 고속도로처럼 넓어져. 다시 말해 네가 축구를 많이 하면 드리블, 슛, 득점과 관련된 신체 부위를 통제하는 뇌 부위들 사이에 새로운 연결 통로가 생겨난다는 거지. 너의 놀랍도록 유연한 뇌는 이런 식으로 네가 많이 연습하는 일에 더 능숙해지도록 보장해 주는 거야. 그러니까 건강하고 잘 성숙된 뇌를 만들려면 이것저것 도전하고 반복해서 연습해야 해.

> 사춘기에는 뇌가 변신해요, 대청소를 거치는 거죠!

유년기 : 놀이와 난장판

유년기에는 너의 머릿속에서 많은 변화가 일어나. 뇌는 네가 경험하는 모든 것을 빨아들이지. 네가 하고 싶은 게 뭔지, 춤추고 싶은지 축구를 하거나 노래를 부르고 싶은지 아직 모르기 때문에 혹시라도 나중에 필요할 경우를 대비해서 모든 정보를 일단 쌓아 놓고 보는 거야. 아이의 뇌는 호기심이 넘쳐서 바닥에 있는 모든 것을 집어 들려고 하는 아기와 같아. 중요한 것과 그렇지 않은 것, 금과 돌멩이를 구별하지 않지. 이 모든 새로운 정보를 담아 두기 위해서 뇌 용량이 대폭 늘어나. 특히 대뇌피질은 신경 세포가 늘어나서 해마다 다르게 두꺼워지지.

청소년기 : 대청소와 정리 정돈

청소년기가 되면 정반대의 변화가 일어나. 정보로 꽉 채워진 뇌는 과연 이게 다 필요한 것인지 의심하게 되지. 대청소 시기가 온 거야. 네가 어떤 사람이고 무엇을 좋아하는지 파악하게 되면 뇌는 불필요한 연결 통로와 쓰이지 않는 신경 세포를 정리하기 시작해. 태어난 뒤 처음으로 대뇌피질이 수축되는 거야! 너의 뇌는 단지 너 자신이 되는 것에 집중하려는 거지. 이 난리 속에서 내게 정말 필요한 것이 뭘까? 진짜로 중요한 게 뭘까?

한편 네가 자주 쓰는 뇌 부위들 사이에는 좁다란 연결 통로 대신 더욱 넓은 고속도로가 놓이지. 무슨 뜻이냐고? 뇌가 한 단계 더 발전한다는 거야.

어려운 문제를 해결하려면
뇌의 여러 부위를 동시에 사용
할 수 있어야 하거든. 뇌의 다양한
부위들이 완전히 새로운 방식으로 상
호 작용할 수 있어야 하는데, 이는 엄
청난 도전이지. 어쩌면 이것이 사춘
기에 느끼게 되는 혼란스러움의 이
유 중 하나일지도 몰라.

책임자는 누구?

　많은 청소년들은 어른들이 정말 형
편없다고 생각해. 자신이 다 컸다고
생각하고 외모만 보면 어른 같을 수
도 있지만, 아직은 아무것도 직접 결
정할 권한이 없지. 적당한 경계선을 긋
는 것은 여전히 네 엄마 아빠의 일이야. 너의 뇌에
서 특히 중요한 부위들이 아직 완성되지 않았기 때문이지. 말하자면 책임자
가 없는 상태인 거야. 노르웨이에서는 18세가 넘어야만 성년으로 인정받
지. 사실 그것도 뇌의 성숙 단계를 따져 보면 살짝 이른 나이지만 말이야.
여성의 뇌는 20대 초에 이르러야 완성되고, 남자들의 경우 '책임자'가 제
자리에 오려면 25세는 되어야 해.

　뇌의 책임자는 바로 전두엽이야. 이마 바로 뒤, 그러니까 뇌의 정면에
있는 부위지. 전두엽은 네 인생을 계획하고 제어하고 조직해. 뇌의 다른
부위에서 신호를 받기도 하지. 예를 들면 네가 느끼는 감정, 네 눈에 보이

172

는 것, 너에게 떠오르는 기억 등을 전달
받는 거야. 전두엽은 온갖 다양한 신호
를 가늠해서 중요도에 따라 배열하고
계획을 만들어. 이 부위가 뇌를 지휘
하기 시작하는 건 네가 사춘기에 이르고
나서야. 전두엽이야말로 아이와 어른의 결정
적인 차이라고 할 수 있지.

실수도 해 봐야 한다는 걸 명심해!
그러면서 배우는 거니까.

뇌에는 연습이 필요해

젊은 시절에는 어른의 세계를 자유로이 탐색해 보는 게 중요해. 전두엽
은 탐색과 실수할 기회를 통해 학습하고 발전할 수 있기 때문이야. 젊은
시절에 허락받는, 적어도 용인되는 실수들이 나중에 우리를 현명하고 자
신감 있는 인간으로 만들어 주는 거지. 너는 좌절의 순간을 견뎌야 할 수
도 있겠지만, 그럴 때도 어른들이 네가 넘어지면 일으켜 주기 위해 지켜보
고 있다는 걸 알기에 안심할 수 있을 거야. 하지만 너의 뇌가 완전히 준비
를 마쳐서 스스로의 인생을 책임지게 되기 전까지는 어른들이 너의 책임
자인 거지. 그 전에 너의 뇌는 세 가지를 배워야 해.

우리는 이것을 '뇌의 3단계 도전'이라고 부른다.

뇌의 3단계 도전

1. 결과

청소년의 뇌는 종종 자신의 행동에 따라올 결과를 제대로 예측하지 못해. 예를 들어 바이크를 타고 빠르게 달리다 보면 넘어져 다치거나 사고를 내서 다른 사람이 크게 다치거나 죽을 수도 있다는 것 말이지. 설마 그런 일이 있겠나 싶지? 물론 흔히 일어나는 일은 아니야. 그렇지만 아주 많은 청소년들이 교통사고로 죽거나 다치는 건 사실이지. 청소년들은 위험한 일이 생길 수 있다는 가능성을 과소평가하고 모험을 하려고 들어. 어른보다 결과를 예상하는 데 서툴기 때문이야.

2. 충동 조절

충동이란 어떤 일을, 보통은 신나고 재미있고 멋진 일을 저지르고 싶은 갑작스런 욕구를 말해. 감자칩 한 봉지를 한꺼번에 먹어치우거나 높은 바위에서 뛰어내려 용기를 과시하거나 좋아하는 사람에게 키스를 해 버리고 싶어지는 거지. 하지만 네가 충동 조절에 능숙하다면 그렇게 갑자기 떠오른 일을 전부 실행하진 않을 거야. 주어진 상황에 적절한 행동이 무엇인지 판단해서 충동을 조절하겠지. 예를 들면 물이 충분히 깊지 않다는 걸 확인하고 바위에서 다이빙하는 걸 그만둔다든지 말이야. 어른들도 충동을 느끼지만 그것을 좀처럼 실행에 옮기진 않아. 충동 조절 능력이 좀 더 발달했기 때문이지.

3. 이성과 감정

어른의 뇌는 계획과 상식에 근거해 선택을 내리도록 훈련되어 있어. 청소년의 뇌는 좀 더 감정에 기울어지는 편이지. 그러니까 뭔가가 옳고 중요한 일처럼 느껴진다고 해서 실제로 그렇다고 확신할 수는 없어. 감정은 우리 자신도 속일 수 있기 때문에 안내자로서는 부적당한 경우가 아주 많지. 우리는 감정 때문에 훗날 엄청 후회할 일을 저지를 수도 있어.

네가 중요한 문제들에 좀 더 쉽게 연대하는 건 바로 이렇게 감정에 기울어지기 때문이지. 멋진 일이야! 하지만 한편으로 그렇기 때문에 널 진정으로 아껴 주지 않는 사람들에게 조종당할 위험도 더 커져. 예를 들면 네가 미성년자인데도 섹스를 하자고 강요하거나 알몸 사진을 보내 달라는 사람이 있을지도 몰라. 네가 인터넷에서 만나 얼굴도 모른 채 사랑에 빠진 사람이 일대일로 만나자며 졸라 댈 수도 있지. 심지어 정치적·종교적 극단주의에 빠져 다른 사람을 혐오하거나 다치게 하는 청소년들도 있고.

감정은 우리에게 꼭 필요한 것이지만, 감정을 무턱대고 믿어서는 안 돼.

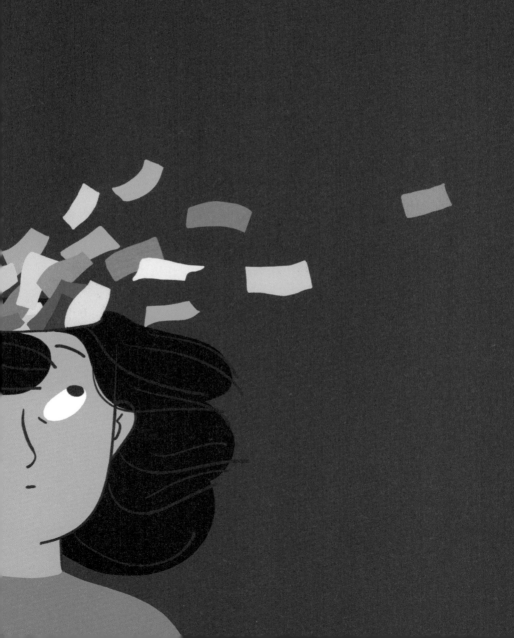

감정이란 무엇일까?

기쁘다는 건 좋은 일이야! 자꾸만 웃음이 나오고 몸도 가뿐하게 느껴져. 슬픔이 어떤 거였는지 기억이 안 날 정도야. 뿌듯함은 어때? 무언가를 성취하고 뿌듯해서 가슴이 터질 것 같을 때 말이야. 하지만 슬픔은? 그건 전혀 다른 감정이지. 온 세상이 우울하고 고통스럽고 절망적으로 보일 거야.

하지만 넌 아마 기쁜 동시에 슬프다고 느낀 적도 있을 거야. 감정이란 게 정확히 어떤 건지 설명하긴 어려워. 감정을 느낀다는 건 좋거나 나쁠 수도 있지만 그 둘 사이의 어떤 상태일 수도 있지. 가끔은 아예 아무런 감정이 느껴지지 않기도 해. 그런가 하면 감정이 아주 빨리 바뀌거나 신체적 영향이 느껴질 만큼 격렬할 때도 있지. 감정이 너무 격해지면 자제력을 잃기도 해. 하지만 모든 감정엔 공통점이 있는데, 결국은 사라진다는 거야.

슬픔, 분노, 질투가 없어진 세상을 상상해 봐. 솔깃하게 들리지만 실제로는 그리 좋지 않을 거야. 감정이란 인간에게 아주 중요하거든! 인간의 모든 감정은 이유가 있어서 존재하는 거야. 심지어 나쁜 감정도 말이야.

감정 제어 센터

감정은 뇌 깊숙이 위치한 변연계라는 부위에서 와. 기억과 밀접하게 연관된 뇌의 감정 제어 센터라고 할 수 있지. 너에게 어떤 감정을 일으키는 상황이나 물건은 보통 네 기억 속에 가장 뚜렷이 남아 있는 것들이야. 네가 오래전에 일어난 일을 기억하게 되면 그때 느꼈던 것과 똑같은 감정이 영문도 모른 채 네 마음속에서 솟아나곤 하지.

우리는 왜 감정을 느낄까?

감정은 인체 건강에 중요한 요소이고 인류라는 종의 존속에도 큰 도움이 되어 왔어. 인간들의 행동을 제어하고 하나의 집단으로서 협동할 수 있게 거들어 주기 때문이지.

감정은 당근과 채찍처럼 작용할 수 있어. 인간은 분노, 공포, 슬픔과 같은 부정적 감정을 느끼게 하는 상황을 피하려고 하지. 반면 자신을 기쁘게 하는 행동은 더 늘리려고 해.

인간이 서로 소통하는 데도 감정이 필요해. 감정은 인간이 서로를 돌보고 친근감을 쌓게 해 줘. 또한 위험한 상황에서 스스로를 보호하게 해 주지. 어른이 우는 아이를 본다면 전혀 모르는 아이라고 해도 염려가 되기 마련이야. 하지만 낯선 사람이 화난 얼굴로 길거리에 서서 소리치고 있다면 대부분은 그 사람을 피해 가겠지.

우리는 남들과 같이 있을 때면 서로의 얼굴 표정을 보며 감정을 읽어 내려고 노력해. 슬픔, 기쁨, 역겨움, 분노 등 인간의 가장 기본적인 감정을 반영하는 얼굴 표정은 어느 문화권에서든 똑같아. 사실 인간은 아기일 때부터 상대방의 얼굴 표정을 이해할 수 있어. 엄마 아빠가 기쁜 걸 보면 아기도 기뻐져. 하지만 두 분이 화난 표정이라면 우리도 화나거나 겁을 먹거나 슬퍼지지. 아기들은 주변 사람들을 따라 하면서 감정을 익히게 되지만, 사실 인간은 나이가 들어서도 비슷한 행동을 해. 무의식중에 대화 상대의 얼굴 표정이나 신체 언어를 흉내 내는 거지. 그런 식으로 자신이 상대와 같은 편이거나 혹은 아니라는 걸 드러내는 거야.

어떤 사람들은 자신의 감정을 숨기거나 실제로 느끼지 않는 감정을 가장하는 법을 익혀. 배우들을 생각해 보면 이해가 되겠지만, 보통 사람들도 그렇게 할 수 있어. 진짜 감정을 숨기기 위해 가면을 쓰는 거지. 부정적 감정을 너무 많이 느낀다면 그냥 그런 감정을 숨기는 게 더 간단하게 느껴질 수도 있지. 문제는 그럴 경우 남들이 네 진짜 감정을 모르기 때문에 널 도와줄 수 없다는 거야.

어떻게 감정을 배울까?

인간은 유년기 내내, 또 이후로도 평생 동안 감정을 해석하고 표현하고 견뎌내는 방법을 배우지. 사람들은 자신의 감정을 능숙하거나 덜 능숙하게 억누를 수 있어. 어쩌면 그것이 우리가 살아가면서 배우는 가장 중요한 지식인지도 몰라.

모든 감정 표현을 허용하고 이해해 주는 가정도 있어. 심지어 부정적이거나 까다로운 감정도 말이야. 아이들은 네 방으로 가라거나 정신 차리라는 말 대신 "지금 네가 화난 거 이해해, 화내도 괜찮아." 같은 위로의 말을 듣곤 하지. 감정 표현이 허용되는 환경에서 자라난 아이들은 좀 더 자신의 감정을 잘 이해하게 돼. 감정은 위험한 게 아니며 언젠가는 저절로 사라지게 마련이라는 걸 깨닫게 되지. 아무리 고통스러운 감정이어도 영원히 지속되진 않아.

한편 특정한 감정 표현이 용납되지 않는 가정도 있지. '분노'라는 단어에 빨간색으로 크게 X자를 그어 놓은 포스트잇이 냉장고에 붙어 있다는 얘긴 아니야. 하지만 이런 가정의 아이들은 화가 나도 참으라는 말을 계속 들은 끝에 분노는 잘못된 것이라고 생각하게 되지. 그들은 나이가 들어도 분노를 피하려 애쓸 테고, 어쩌면 화내는 걸 두려워하게 될 수도 있어.

특정한 감정을 두려워하는 사람들은 온 힘을 다해 그런 감정을 억누르거나 무시하려고 하지. 하지만 감정을 탐구하는 대신 차단하는 행동은 유익하지 않아. 그러다 보면 스스로 감정을 해소하는 방법을 익히지 못하거든. 엄청 화가 난 개를 아주아주 작은 상자에 가둬 놓는 것이나 마찬가지야. 그래도 개는 사라지지 않아. 더더욱 화가 날 뿐이지.

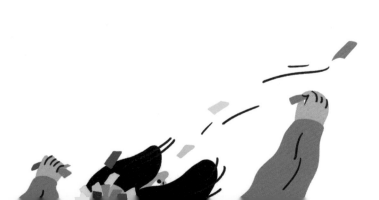

슬픈 소년들과 화난 소녀들

우리 사회에는 아직도 여자아이와 남자아이에게 각각 기대되는 '바람직한' 행동들이 있어. 이런 기대를 성역할이라고 해. 그에 따르면 여자아이는 친절하고 사려 깊고 섬세해야 하지만 남자아이는 원래 거칠고 더 많은 공간을 차지하게 마련이야.

인간은 아주 어릴 때부터 성별에 따라 구분돼. 심지어 신생아실에서도 여자 아기는 분홍색, 남자 아기는 푸른색 옷을 입히곤 하지. 여자아이는 인형을 받고 남자아이는 자동차를 받아. 성역할이 여자와 남자를 키우는 방식에 큰 영향을 미치는 거야.

다양한 양육 방식

여자와 남자를 다르게 키운다고 해로울 건 없을 거라 생각하는 사람들도 많겠지만, 성역할은 인간에게 여러 모로 부정적인 영향을 미쳐. 예를 들어 아직도 무의식중에 남자아이가 여자아이보다 똑똑하다고 여겨지는 경우가 적지 않아. 사실은 전혀 그렇지 않은데도 말이야. 어린 여자아이들을 대상으로 조사한 결과, 여섯 살 여자아이도 이미 남자아이들이 자기네보다 더 똑똑하고 나중에 더 어려운 일을 할 거라고 생각한다는 사실이 밝혀졌어. 여자아이들이 기존의 성역할에 영향을 받아 남자아이들보다 자신감이 낮아졌다고 말할 수 있겠지. 더 중요한 건 성역할이 나중에 자신의 감정을 제어하는 데도 영향을 미친다는 사실이야.

화를 내도 괜찮아

분노는 많은 여자아이들이 유독 다루기 힘들어하는 감정이야. 화난 여자아이는 여자란 친절하고 상냥해야 한다는 기대와 상반되는 모습이기 때문이지. 여자가 화를 내면 거만하고 경솔하고 까칠하다고 여겨져. 그래서 똑같이 화를 내도 여자아이가 남자아이보다 더 많은 꾸지람을 듣는 거지. 하지만 여자아이가 불공정한 대접을 받았을 때 화를 내는 대신 울음을 터뜨리면 무릎에 앉혀져 달래 주는 말을 듣게 돼. 그리하여 여자아이는 화내는 건 나쁜 일이지만 슬퍼하며 우는 건 괜찮다고 학습하게 되지. 그러다 보면 나이가 들어 화를 내야 할 때도 자신의 진짜 감정을 찾을 수 없어. 그 대신 슬퍼하게 되는 거야.

슬퍼해도 괜찮아

남자아이들은 반대인 경우가 많아. 남자아이는 화를 내도 괜찮고, 오히려 화내는 게 권장되는 경우도 있어. 어린 소년들이 싸움을 벌이면 어른들은 웃으면서 남자가 그럴 수도 있다고 말하지. 반면에 감성적인 남자아이를 보면 이상하게 여기는 사람이 많아. 남자아이가 울면 포옹을 받는 대신 뚝 그치라는 꾸지람을 듣기도 하지. 그래서 여자아이들이 분노해야 할 때 슬퍼하게 되는 것처럼, 남자아이들도 사실은 슬퍼해야 할 때 화를 내고 공격적으로 되곤 해.

엄격한 성역할은 모든 사람에게 해로워. 여자든 남자든 인생에서 다양한 감정을 경험할 필요가 있어. 여자아이는 마음껏 화내고 분노할 수 있어야 하고, 남자아이도 민감하거나 슬퍼할 수 있어야 해. 그래야만 온전한 인격체가 될 수 있는 거야.

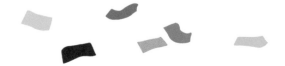

치료로서의 신체 활동

운동이 신체에 유익하다는 건 잘 알려진 사실이지. 하지만 신체 활동이 정신에도 유익하다는 걸 알고 있니? 네가 운동을 하면 네 몸에서는 엔도르핀이라는 특수한 물질이 분비돼. 이 물질은 너를 기분 좋게 해서 운동에 살짝 중독되게 만들 수도 있어.

운동은 수면의 질을 높여 주고 활기를 불어넣을 뿐만 아니라 스트레스도 해소해 주지. 이 점이 아주 중요한데, 학교나 외모나 취미 활동 때문에 스트레스를 받아서 건강에 문제가 생기는 여자아이들이 아주 많기 때문이야. 엔도르핀에는 진통 효과도 있어. 운동을 하면 생리통이 완화될 수 있다는 얘기지. 마지막으로 운동은 기억력을 증진시키고 나이가 든 뒤에도 뇌의 건강을 유지해 줘.

이 세상엔 아주 다양한 운동 방식이 있어. 그러니까 네게 재미있는 것을 찾아내기만 하면 돼!

격렬한 감정을 어떻게 처리하면 좋을까요?

1. 모든 감정은 지나가기 마련이란 걸 기억해!

지금 느끼는 슬픔이나 분노가 영원할 수 없다는 걸 되새기면 감정이 스러질 때까지 견디기가 좀 더 쉬워져.

2. 10까지 세어 봐!

터질 듯한 분노도 잠시 숨을 고르고 나면 가라앉는 경우가 많아. 오래된 방법 하나는 나중에 후회할 언행을 하지 않도록 일단 10까지 세어 보는 거야.

3. 어떤 감정이지?

닥쳐오는 감정이 너무 격렬한 나머지 그게 정확히 어떤 감정인지 알기 어려울 때도 있어. 깊이 숨을 들이쉬고 네 감정을 꼼꼼히 들여다봐. 감정을 관찰하는 것만으로도 그것을 이해하고 마음을 가라앉히는 데 도움이 돼. 이렇게 큰 소리로 외쳐 보는 것도 좋겠지. "아, 진짜 화나!" 하면서 말이야.

4. 왜 그런 감정을 느끼지?

예를 들어 네가 느끼는 감정이 분노로 확인되었다면, 네가 왜 화난 건지 그 이유를 찾아봐. 네가 그렇게 강한 분노를 느낀 이유를 알면 좀 더 쉽게 진정할 수 있을 거야. 어쩌면 상황이 네 생각만큼 나쁘진 않을 수도 있잖아?

5. 감정도 거짓말을 한다는 걸 명심해.

아주 격렬한 감정을 느낄 때는 사실이 아닌 걸 믿어 버리기 쉬워. 네가 엄마에게 무척 화난 상태라면 분노에 깜빡 속아 넘어가서 그분이 세상에서 가장 나쁜 엄마고 넌 엄마를 미워한다고 믿어버릴 수도 있어! 하지만 다행히 분노가 가라앉으면 그런 거짓말도 힘을 잃게 마련이지.

6. 네 감정을 소리 내어 말해 봐.

그러면 감정을 이해하고 견뎌내기가 좀 더 쉬워져. 그런 감정 때문에 괴로워하는 게 너뿐만이 아니란 점도 깨닫게 될 거야.

7. 널 기쁘게 하는 것들을 생각해.

때로는 뭔가 근사한 것을 상상하면 감정 조절에 도움이 되기도 해. 햇살 가득한 여름날이나 가장 친한 친구와의 자전거 여행 같은 것을 생각해 보면 어떨까?

8. 기분 좋은 일을 해 봐.

어쩌면 넌 슬프고 복잡한 일들 말고는 아무것도 떠오르지 않는 상황일지도 몰라. 그렇다면 기분 전환을 위해 완전히 다른 일을 해 보는 것도 좋은 생각이야. 친구들이랑 놀거나, 영화를 보거나 책을 읽거나 산책을 해 봐.

9. 창의력을 발휘해!

뭔가를 만드는 건 감정을 해소하는 좋은 방식이야. 그림을 그리거나 스웨터를 짜거나 노래를 지어 봐!

10. 바보짓을 좀 해도 괜찮아.

앞의 조언들을 따르고 나서도 나중에 후회할 언행을 할 수 있어. 우리도 그런 적이 있거든. 하지만 결국 다 잘 해결됐지. 누구나 실수를 하지만 그렇다고 해서 반드시 악한 사람이나 까칠한 사람이 되진 않아. 한 가지만 기억해. 네가 끔찍한 짓을 저질렀다면 꼭 사과를 해야 돼.

11. 남들도 다 감정을 느낀다는 걸 잊지 마.

누구나 격렬한 감정을 느껴. 누군가 너한테 못된 말을 했니? 한번 그 사람의 관점에서 상황을 보려고 해 봐. 그러면 그 사람을 좀 더 쉽게 용서할 수 있을 거야.

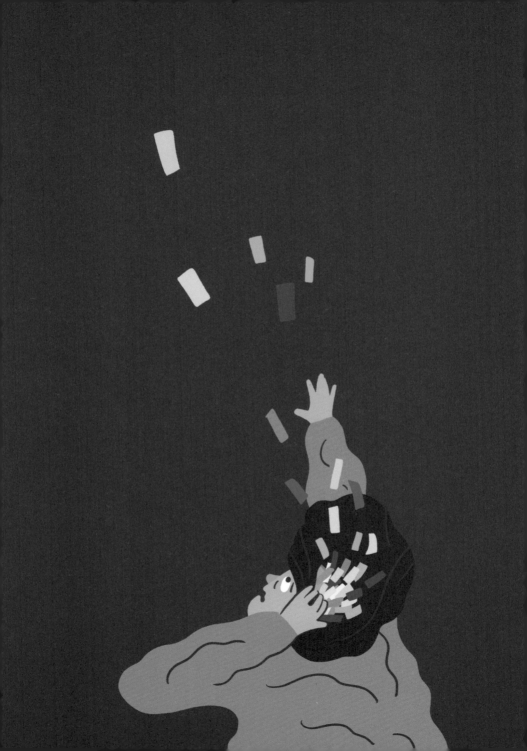

부정적 감정과 정신 건강

스트레스

스트레스는 네가 감당하기 어려운 상황에 처했을 때 신체와 정신과 감정에 일어나는 현상이야. 위험하고 까다로워 보이는 사건이나 문제에 맞닥뜨렸을 때나 앞으로 일어날지 모르는 일 때문에 불안할 때면 스트레스를 겪을 수 있지.

네 신체와 정신에 스트레스를 유발하는 요소들을 스트레스 요인이라고 해. 예를 들어 다음 주에 볼 수학 시험도 스트레스 요인이 될 수 있지. 여자 친구랑 헤어지게 될까 봐 걱정스럽거나, 따돌림을 당하고 있다거나, 그밖에도 다양한 요인이 네 몸에 스트레스를 유발할 수 있어.

스트레스는 집중력을 높여 주고 머리를 맑게 해 줄 수도 있어. 하지만 장기간에 걸쳐 많은 스트레스를 받는다면 건강에 해롭지. 너무 오래 위기 대처 상태로 지낸 탓에 몸과 마음이 소진되는 거야. 그렇게 되면 심신을 회복하기 전까지는 아무것도 할 수가 없어.

스트레스가 심하면 불안과 부정적 자아상, 자존감 저하를 유발하기도 해. 슬픔에 빠지거나 수면 장애와 우울증까지 걸릴 수도 있어.

불안

불안이란 **초조하고 불편하고 두려운 신체적 감정**이야. 혹은 뭔가 위험하거나 끔찍한 일이 일어날 거라는 강한 공포일 수도 있지. 누구나 가끔은 가벼운 불안을 느끼지만, 어떤 사람들은 불안이 너무 심한 나머지 일상생활에 지장이 생기기도 해. 불안 때문에 엘리베이터, 비행기, 지하철을 타는 평범한 행동조차 못하는 사람도 있어. 다른 사람과 함께 있는 게 무서워서 파티나 공공장소를 피하고 집에만 있는 사람도 있지. 이런 경우를 **사회 불안 장애**라고 해. 불안의 또 다른 형태로는 **공황 장애**가 있는데, 이유도 없이 갑자기 심각한 불안에 빠지는 경우를 가리켜. 공황 장애 환자들의 상당수는 죽거나 미쳐 버릴 것같이 강한 공포를 느낀다고 해. 심장마비가 온 것 같다며 응급실을 찾는 사람들 중에는 사실 공황 장애인 경우가 상당히 많아.

슬픔과 우울증

우울증 환자들은 **무기력**에 빠지곤 해. 말하자면 난로의 온도를 낮추는 것과 비슷하지. 우울증은 감정의 온도를 확 떨어뜨려서 슬픔과 수치심처럼 어둡고 불쾌한 감정만 느낄 수 있게 해. 우울증 환자의 상당수가 공허감과 불안에 시달리고 미래에 대해 아무런 희망도 느끼지 못한다고 하지. 그런가 하면 감정이랄 것이 전혀 느껴지지 않고 맥 빠진 상태라는 사람도 있어. 우울증 환자는 흔히 활기와 에너지가 결여되어 신체에 문제가 생기기도 해. 예를 들어 평소보다 말하거나 움직이는 게 더 느려질 수 있지. 수면이나 식사 습관이 이전과 달라지는 경우도 있어. 평소보다 훨씬 적게 혹은 많이 먹고 자는 거야.

평범한 슬픔은 누구나 힘든 상황에서 느끼게 되는 자연스럽고 중요한 감정이야. 예를 들어 남에게 거부당하거나, 상처를 입거나, 좋은 기회를 놓쳐 버리면 슬퍼지지. 우울증 환자들도 종종 슬프다고 느끼지만, **우울 증과 슬픔은 전혀 달라.** 우울증 환자는 격렬한 자기혐오에 시달릴 수 있고, 힘들거나 슬플 일이 전혀 없는데도 슬퍼질 수 있어.

우울증 환자는 남들을 피해 혼자 있고 싶어 하는 경우가 많아. 자해를 생각하거나 자살을 기도하기도 하지. 누군가에게 혹시 자해를 할 생각이 냐고 명확히 물어보는 건 상처를 주는 일이 아니란 걸 명심해. 오히려 그 반대지. 그 사람에게는 도움의 손길이 필요할 테니까. 너나 네가 아는 사 람에게 도움이 필요하다면 24시간 상담 서비스로 전화를 걸어 봐.

공포, 분노, 폭력

공포와 분노는 지극히 원초적인 감정이야. 누군가 널 해치려 한다면 신 속하게 위기 대처 상태로 전환하는 것이 중요하지. 그렇게 되면 너의 뇌는 본능에 따라 움직이고 감정이 상식의 자리를 차지해. 공포와 분노는 **우리 가 스스로를 보호할 수 있도록 존재**하는 거야.

일부 청소년들은 격렬한 감정을 못 이긴 나머지 자신의 행동에 대한 자 제력을 잃기도 해. 한마디로 말해서 정신을 놓아 버리는 거야. 그렇게 감 정에 사로잡히면 자신의 생각과 다르거나 나중에 후회할 일을 저지를 수 있어. 폭력을 쓴다든지, 남을 해친다든지, 나쁜 말을 한다든지, 집을 나 간다든지 말이야.

유독 쉽게 자제력을 잃는 사람들이 있지. 그중 **상당수는 과거의 기억** 때문이야. 많은 어린이와 청소년 들이 폭력적인 가정에서 자랐고 학대나 전쟁을 겪기도 했지. 하지만 겉으로 봐서는 그들에게 그런 경험이 있다는 걸 알 수가 없어. 인간의 뇌는 스스로를 보호하기 위해 나쁜 기억을 활용해. 우리가 또다시 나쁜 상황에 처하지 않도록 막으려는 거지. 그래서 우리가 과거에 겪었던 위험을 연상시키는 사소한 요소들을 쉽게 알아차리는 거야. 이런 연상을 일으키는 요소들을 '**트리거(trigger)**'라고 불러.

다행히 대다수의 청소년들은 비교적 안전하게 살아가고 위기 대처 상태가 필요한 경우는 드물지. 하지만 위험한 일을 겪은 사람들은 남들이 보기엔 전혀 알 수 없는 이유로 갑자기 정신을 놓아 버릴 수도 있어. 그런 경우에 미쳐 날뛰는 건 정상적인 반응이긴 하지만, 의학적 도움을 받는 것도 충분히 가능해!

감정 제어하기

누구나 감정을 가라앉히고 다스리는 자기만의 방법이 있지. 혼자서 혹은 남들과 함께할 수 있는 멋진 일들을 찾아볼 수도 있어. 소풍을 가거나 10까지 숫자를 세거나 음악을 들어도 좋겠지. 효과가 있는 방법도 있고 그렇지 않은 방법도 있어. 건전하거나 불건전하거나 심지어 해로운 방법도 있지. 해로운 방법의 전형적인 예는 자기혐오와 식이장애야.

불안과 스트레스가 우리 몸에 미치는 영향

불안과 스트레스 모두 신체를 위기 대처 상태로 전환시켜. 그런 상태가 되면 너의 몸은 살아남기 위해 뭐든 할 준비를 취하지. 굶주린 사자에게서 달아나거나 널 해치려는 사람과 맞서 싸워야 할 수도 있어.

네 주변에 위험한 것이 있을 때 위기 대처 상태로 들어가는 건 유익한 일이야. 하지만 시험 직전에 불안과 스트레스를 느끼는 경우 실제로 굶주린 사자나 나쁜 사람들이 있는 건 아니지. 그런 때의 신체 반응은 과장된 것이고 아주 불편하게 느껴질 거야.

다음과 같은 신체 반응이 나타날 수 있어.

- 심장 박동
- 손에 흐르는 땀
- 전신 떨림
- 초조함
- 끔찍한 생각들

- 호흡 곤란
- 복통과 설사
- 메스꺼움
- 어지러움

자해

자해는 성별을 떠나서 청소년들 사이에 놀라울 정도로 흔한 행동이야. 그리고 위험한 행동이기도 하지.

자해란 **자살 의도는 없이 고의로 자신을 다치게 하는 행위**를 말해. 예를 들어 피부를 칼로 긋거나 할퀼 수도 있지. 어떤 사람들은 분노나 슬픔 같은 격렬한 부정적 감정 때문에 자해를 해. 이 경우의 자해는 정신적 고통을 신체로 옮기려는 시도인 거지. 또 어떤 사람들은 자기 통제력을 되찾고 싶은 마음에서 자해를 하지만, 이는 근본 문제인 부정적 감정을 해결하는 데는 전혀 도움이 되지 않아.

혹시 네가 자기혐오로 괴로워하거나 자해를 생각하고 있다면 빨리 주변에 도움을 요청해야 해.

식이장애

사람들이 식사를 통해 자신의 감정을 통제하려는 행동 패턴을 **식이장애**라고 해. **식욕 이상 항진증**은 식후에 구토하는 습관을 말하지. **폭식증**은 멈추지 못하고 한꺼번에 너무 많이 먹는 습관을 말해. **건강식 탐욕증**은 '건강한' 식사와 운동에 비정상적으로 집착하는 습관이고, **거식증**은 심각할 정도로 적게 먹는 습관이야.

식이장애는 여러모로 오해받고 있는 질병이지. 첫째로 겉모습만 보고 식이장애 환자인지 알아보는 건 거의 불가능해. 식이장애 환자들의 체형과 체중은 매우 다양하거든. 거식증 환자는 심하게 마른 몸일 수도 있지만, 사실 거식증은 식이장애 중 가장 드문 형태야. 게다가 사람들이 특정한 체형을 갖는 데 집착해서 식이장애에 걸린다는 생각도 틀렸어. 물론 날

씬한 몸매라는 이상에 맞추라는 압박이 존재하고 사람들에게 영향을 미치기는 해. 하지만 **식이장애는 결코 신체의 문제가 아니야.** 통제가 안 되는 것은 정신 쪽이지.

자해처럼 식이장애도 부정적 감정과 까다로운 상황을 다루려는 방식 중 하나야. 식이장애 역시 자해의 일종이라고 할 수 있지. 일부 거식증 환자들은 식사를 통제한다는 사실이 자기 인생의 다른 부분도 통제할 수 있다는 느낌을 준다고 말해. 그런가 하면 폭식을 통해 부정적 감정을 가라앉히려는 사람들도 있지. 구토는 내면의 부정적 감정을 말끔히 비워 내는 행위처럼 느껴질 수도 있어. 누구나 나름대로의 논리가 있지. 모든 식이장애의 공통점은 즉각적인 위로를 제공할 수는 있지만 새롭게 해결해야 하는 더욱 큰 문제를 안겨 준다는 거야. 그 자체가 질병이 되는 거지.

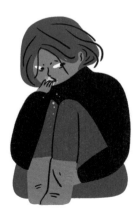

정신 건강 문제로 도움을 받으려면

　부정적 감정이나 정신 건강 문제로 괴로워하는 청소년은 누구나 **도움을 받을 수 있어.** 일단 친구나 믿을 만한 어른에게 기분을 털어놓도록 해. 많은 경우 그것만으로도 어려운 시기를 충분히 견뎌 낼 수 있거든. 그뿐만 아니라 크고 작은 문제들을 위한 여러 상담 서비스도 있지. 이 책 뒤에 그런 곳들의 연락처 목록을 실어 놓았는데, 그중에는 너를 의사나 심리학자 같은 전문가들에게 연결해 주는 곳도 있어. 네가 무슨 생각을 하든, 어떤 기분이든 넌 혼자가 아니야! 도움을 받는 건 충분히 가능하고 상황이 나아질 수 있다는 걸 잊지 마. 정신 건강 문제는 드문 것이 아니야. 고통스럽고 어려운 일이지만 다행히 대부분은 극복할 수 있어.

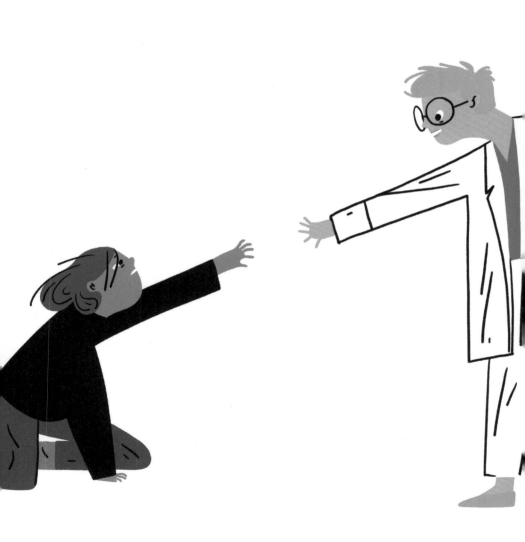

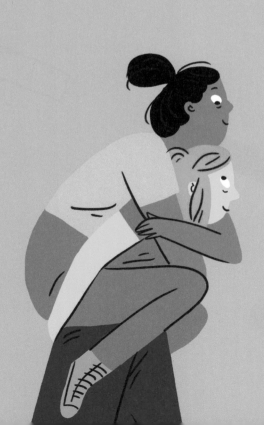

완벽을 추구하는 세대

때로는 너를 비롯한 오늘날 어린이와 청소년들이 우리, 그러니까 너희 엄마 아빠 세대가 자라던 때보다 더 큰 압박을 겪는 것처럼 느껴질 수도 있어. 네 또래 청소년들 상당수는 열심히 공부하고 미래를 계획하며 학업, 취미, 운동, SNS 등 삶의 모든 분야에 신경을 쓰지. 앞날에 관해 생각하는 건 좋지만 너무 무리하면 제풀에 지쳐 버릴 수도 있어. 특히 그냥 잘하는 것만으로는 모자라고 모든 게 완벽해야 한다면 말이야. 잘해 내야 한다는 압박은 더욱 큰 스트레스와 정신 건강 문제로 이어질 수 있어.

정말로 '뭐든지 할 수 있'을까?

엄마 아빠나 다른 어른들이 이렇게 말하는 걸 들어 봤을 거야. 네가 충분히 노력하기만 하면 바라는 대로 뭐든 될 수 있고 뭐든 이룰 수 있다고. 물론 희망이란 네가 노력해서 목표를 달성하도록 동기를 부여해 줘. 하지만 네가 아무리 노력하고 희망하더라도 바라는 걸 전부 이룰 수는 없어. 받아들이기 힘든 얘기지만 그것이 진실이지. 그렇다고 해서 네가 실패자가 되는 건 아냐.

바라는 건 뭐든 이룰 수 있다는 믿음이 왜 문제냐면, 네가 삶을 사소한 것 하나하나까지 통제할 수 있다고 착각하게 만들기 때문이야. 네가 바라는 대로 뭐든 될 수 있다면 다시 말해 네가 원하는 대로 되지 못한 경우 순전히 네 탓인 거지. 하지만 그건 틀린 생각이야. 사람들의 삶은 종종 통제 불가능한 조건들로 제한받곤 해. 예를 들어 한 번에 단 한 사람의 대통령만 뽑을 수 있다거나 말이지. 우리가 말하려는 요점은 이거야. 네가 멋진 사람이란 걸 인정받기 위해 모든 걸 성취해야 할 필요는 없어. 넌 이미 지금 그대로도 충분히 멋진 사람이야.

> 넌 지금 그대로도
> 가치 있는 사람이야!

어쩌면 너는 성공하거나 목표를 이루어야만 가치 있는 사람이 될 수 있다고 생각하는지도 몰라. 다시 말해 뭔가를 성취하지 못하면 가치 없는 사람이 된다는 얘기지. 과학 시험 점수가 나쁘거나 인스타그램에 올린 사진에 '좋아요'가 몇 개 찍히지 않으면 자신이 못난 사람처럼 느껴질 수도 있어. 왠지 익숙하게 들리는 얘기니?

그렇다면 넌 네게 본질적인 가치가 존재한다는 사실을 잊어버린 거야. 본질적 가치란 네가 무엇을 하든, 무엇을 이루었든 간에 너라는 사람 자체에 가치가 있다는 뜻이지. 모든 사람에게는 나름의 가치가 있다는 걸 종종 되새겨보는 게 중요해. 안 그러면 뭔가를 성취해야 한다는 압박에 휘말려버리기 쉽거든.

신체와 자아상

사춘기에는 신체가 단기간에 크게 변화하지. 너무 많이 변해서 너도 자신을 알아보기 어려울 정도야. 어느 정도 시간이 지나서야 변화한 몸에 익숙해지는 사람도 많아. 그런데 네 주변 아이들을 살펴보면 변화가 일어나는 속도는 각각 다르지. 그러다 보니 너와 다른 아이들을 비교하지 않기가 어려워져. '누구 가슴이 제일 커졌지? 누가 여드름이 가장 적게 났지?'하고 말이야.

사람은 자신의 외모를 결정할 수 없어. 사춘기의 변화를 통제할 수도 없고. 몸은 수천수만 가지의 다양한 생김새를 가질 수 있지. 그런데도 사람들은 마치 모두가 특정한 체형에 몸을 맞추어야 하는 것처럼 생각하고 행동한다는 걸 너도 느꼈을 거야. 어떤 형태의 몸은 훨씬 더 많은 주목과 칭찬을 받지. 그리고 그런 몸은 너의 몸과는 전혀 다를지도 몰라.

인터넷 시대의 생활

소셜 미디어는 사춘기 생활에 별로 도움이 되지 않아. 이제 넌 환상적인 외모를 가진 유명인들의 클로즈업 사진을 마음껏 볼 수 있지. 아마 그 사람들도 사진을 더 멋져 보이게 편집할 거야. 그들은 누구나 자기처럼 될 수 있다는 이야기를 세심하게 연출해서 판매해. 너도 열심히 운동하고, 적당한 물건을 구입하고, 건강한 음식을 먹고, 심지어 성형수술을 받으면 완벽해질 수 있다고 말이야. 그런 면에서 소셜 미디어 속의 인물들은 불건전하고 도달할 수 없는 역할 모델일 수 있어.

그렇게 완벽한 사람들만 보고 있으면 네 몸과의 관계가 위태로워질 가능성이 매우 커. 너 자신의 외모에 부정적인 질문들을 던지게 되는 거야.

가뿐해지기 위해서가 아니라 보기 좋은 몸을 만들기 위해 다이어트나 운동을 시작하게 될지도 몰라. 네 식생활에 죄책감을 느끼게 될 수도 있지. 우리도 종종 그런 기분을 느끼거든. 우린 다 큰 어른이고 자기 비하는 한참 전에 벗어났어야 하는데도 말이야.

있는 그대로의 네 몸을 좋아할 수 있어야 한다는 건 쉽지 않은 요구겠지. 시간과 노력을 들이고 너 자신에게 참을성을 가져야 해. 대다수의 사람들은 사춘기 내내, 그리고 평생 동안 자존감이 물결처럼 밀려들고 또 빠져나가는 것을 느끼면서 살아간단다.

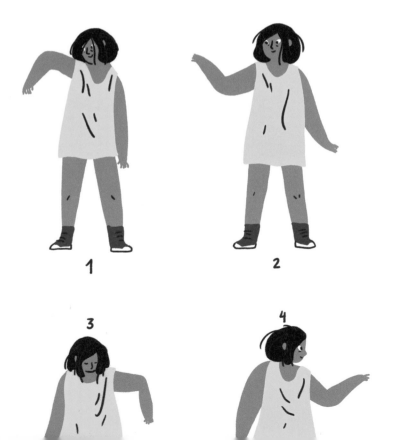

생각을 다른 일들로 돌려 봐

네 몸이나 능력에 관해 자꾸 부정적인 생각이 드니? 우리가 하고 싶은 조언은 너 자신을 보호하라는 거야. 자존감이 무너지려는 것 같을 때면 우리는 로그아웃을 해. 소셜 미디어에서 로그아웃하고 우리를 우울하게 하는 사람들을 언팔로우하지. 운동 블로거든, 모델이든, 엄청나게 똑똑한 사람이든 말이야.

잠시 휴식을 취하면 네 생각도 부정적인 궤도를 벗어날 수 있을 거야. 친구들과 함께 있을 때면 자기 자신이나 서로의 외모를 언급하지 않는다는 규칙을 만들 수도 있어. 칭찬이든 비판이든 일체 금지하고 그 대신 서로가 얼마나 재미있고 친절하고 똑똑한지 얘기하는 거야.

너의 몸은 미인 대회에 나가기 위해서가 아니라 네 인생을 살아가기 위해 만들어진 거야. 그러니 네 몸을 소중히 다루고 고맙게 여기렴. 영양가 있는 음식을 충분히 먹고 매일 어느 정도의 신체 활동을 하게 해 줘.

아니면 네 머릿속과 인생에서 몸의 비중을 최소한으로 줄이려고 노력할 수도 있어.

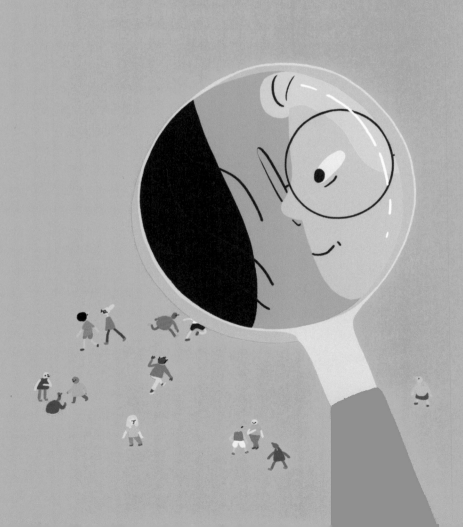

좀 더 은밀한 이야기

갑자기 어느 날부터 팔의 근육이나 티셔츠 아래 비치는 부드러운 가슴의 윤곽선이 완전히 새로운 의미로 다가오지. 네 뺨은 확 달아오르고, 낯설고 짜릿한 생각들이 폭주하기 시작해. 대체 무슨 일이 벌어지는 걸까?

아마 넌 예전에도 같은 반 친구나 유명인을 좋아해 본 적이 있겠지만, 정말로 **다른 사람과 접촉하고 싶은 욕망**을 느끼게 되는 건 사춘기에 이르러서야. 네 머릿속은 온통 상대방의 신체를 애무하고 탐색하는 망상들로 가득해질 거야. 한편 네 몸은 그런 생각에 반응하여 얼얼한 감각을 느끼는데, 소위 **성적 흥분**이지. 넌 이미 여자 친구나 남자 친구의 손을 잡으면 이유도 없이 자꾸 웃음이 나온다는 걸 알아차렸을 거야. 어쩌면 벌써 첫 키스를 하며 심장이 얼마나 뛰는지 느껴 봤을지도 모르지.

다른 사람과 가까워지는 것, 정말로 밀접한 관계가 되는 것은 인간이 겪을 수 있는 가장 근사한 경험 중 하나야. 사춘기에 이르면 너는 다른 사람들과 전혀 새로운 방식으로 접촉하고 밀착하게 될 거야. 너 자신, 네 친구들, 어쩌면 여자 친구나 남자 친구와도 말이야. 단계별로 완전히 새로운 경험이 기다리고 있는 **친밀함의 사다리**라고 할 수도 있겠지. 각 단계가 어떤 것인지 이야기해 줄게. 너도 준비가 되면 직접 그 사다리를 오르게 될 거야.

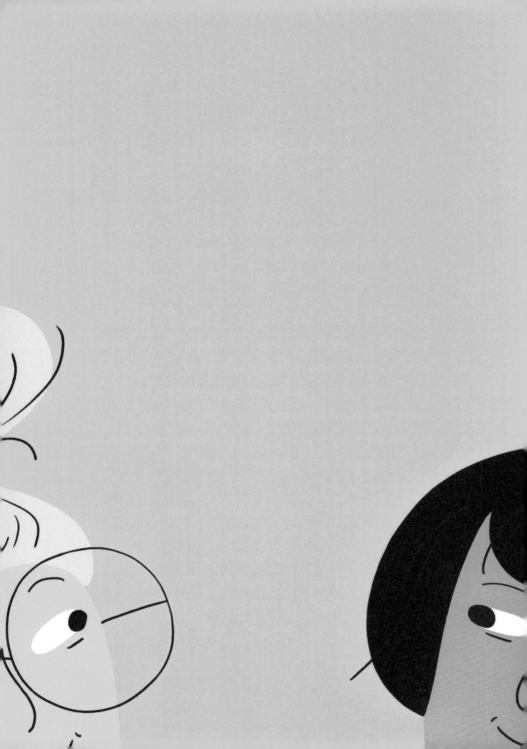

사랑에 빠졌어요

사랑에 빠지는 건 흥미롭고 근사한 일이지. 아주 매혹적이지만 어쩌면 끔찍한 경험이 될 수도 있어. 넌 이미 여러 사람을 사랑해 봤을 수도 있고, 반대로 단 한 번도 사랑에 빠진 적이 없을지도 몰라. 어느 쪽이든 아무 문제없고 정상적인 일이야. 많은 사람들에게 사춘기는 진짜 첫사랑을 경험하는 시기이기도 하지. '마음이 끌리긴 했지만 며칠 지나면 잊어버리는' 사랑이 아니라 '울다 지쳐 잠들고', '구름 위를 떠다니는 것 같은' 사랑의 경험 말이야. 청춘 시절의 사랑에 대한 전형적인 표현들이지. 물론 평생 그런 감정을 느끼지 않는 사람들도 있지만 말이야.

어떻게 누군가와 사랑에 빠졌다는 걸 깨닫게 되는지 잘 모르겠다는 사람들도 많아. 가장 흔한 징후는 그 사람 이야기를 하게 되고, 그 사람에 관해 상상하고, 그 사람을 바라보고, 항상 그 사람 가까이 있고 싶어지는 거지. 그 사람을 껴안고 바짝 달라붙어 키스하고 싶어지기도 해. 네 인생의 다른 문제들에 집중하기가 어려워지지. 그 사람의 모자를 슬쩍하거나 스웨터를 빌려 달라고 해서 잠들기 전에 그 사람의 냄새를 맡기도 하지. 미친 짓처럼 들리겠지만, 사랑에 빠진 사람에게는 전혀 이상한 행동이 아닐 수 있어!

사랑에 빠졌을 때 신체가 보여 주는 신호들

사랑에 빠지면 너의 몸은 스트레스를 받거나 겁을 먹었을 때와 비슷한 상태가 될 수 있어.

- 그 사람이 가까이 있으면 심장이 두근거려.
- 얼굴이 빨개져.
- 무슨 말을 하려고 했는지 전혀 기억이 나지 않아.
- 팔다리가 벌벌 떨려.
- 손바닥에 땀이 솟아.
- 입안이 바싹 말라.
- 배 속이 뒤틀려.

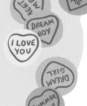

미친 듯한 사랑

누군가를 미친 듯이 사랑한다는 것은 진부한 표현이지. 하지만 사실 그렇게 말도 안 되는 소리는 아니야. 젊은 시절의 사랑은 조증에 가깝게 보일 수도 있어. 양극성 장애 환자들이 흔히 겪는 상태지. 양극성 장애는 우울증 상태와 유별나게 흥분되고 활기 넘치는 상태, 즉 조증 상태를 오가는 정신 질환의 일종이야. 사랑에 빠지는 건 가벼운 조증과 비슷해. 네 마음은 말도 안 되게 즐겁고 활기로 넘쳐나지. 하지만 남들이 보기엔 살짝 넋이 나가고 몽롱해 보일 수 있어. 머릿속에 온갖 망상이 솟아나서 잠을 이루지 못하기 때문에 수면 시간이 줄어들곤 하지만, 그런데도 다음날 피곤하다고 느끼지 않지.

사랑에 빠지면 감정 기복이 심해지고 엄마 아빠와 친구들에게 쉽게 짜증을 낼 수도 있어. 주변 사람들이 네 기분을 몰라준다고 느끼기 때문이지. 네겐 숙제를 하는 것보다 사랑하는 사람이 출전하는 축구 시합을 보는 게 훨씬 중요하다는 걸 엄마 아빠가 이해해 주지 않을 수도 있거든. 그리고 친구들은 네가 세 시간 내내 애인의 인스타그램에 올라온 사진 하나하나를 분석하는 걸 듣고 싶지 않을 수도 있어. 그들은 네가 사랑하는 사람과 너를 방해하는 존재일 뿐이고, 지금 네겐 자신이 살짝 정신 나갔다는 걸 깨달을 통찰력이 없지.

사랑에 빠진 사람은 흔히 상대방을 위해 뭐든 희생할 수 있다고, 그 사람을 잃는다면 죽을 거라고 생각해 버리기도 해. 제삼자가 보기엔 말도 안되는 소리지만, 인간은 사랑에 빠지면 그만큼 크게 바뀔 수 있다는 거야.

나는 어떤 사람을 사랑하게 될까요?

네가 사랑할 사람을 네 마음대로 결정할 수는 없어. 넌 여자를 사랑할 수도 있고 남자일 수도 있어. 혹은 양쪽 다 사랑할 수도 있지. 그 사람은 너와 이미 친한 친구일 수도 있고, 인사 정도만 해 본 사이일 수도 있고, 어쩌면 한 번도 만난 적이 없는 유명인일 수도 있어. 우리가 누군가를 사랑하게 되는 이유를 항상 정확히 알 수 있는 건 아니야.

사랑에 빠지고 커플이 되기까지

넌 조만간 어떻게 할지 결정해야 하겠지. 사랑의 감정이 지나가길 기다릴까, 아니면 한 걸음 더 나아가서 그 사람과 사귀려고 노력해 볼까? 그 사람에게 마음을 드러낸다는 건 거절당할 위험이 생긴다는 뜻이지. 그게 바로 사랑의 크나큰 딜레마야. 때로는 네가 사랑하는 사람도 널 사랑한다고 믿으면서 꿈속에서 지내는 게 더 안전하게 느껴질 거야. 상상이 현실보다 나을 수도 있는 거지.

하지만 우리가 감히 충고를 하나 하자면, 이 경우엔 진부한 표현이 옳다는 거야. '해 보고 후회하는 게 안 해 보고 후회하는 것보다는 낫다!' 정말 그래! 네가 연애편지를 열 통이나 썼지만 차마 보내지 못했던 상대가 사실 널 좋아하고 있었다는 걸 나중에야 알게 되면 정말 우울해지거든. 실현될 수 있었던 일을 꿈꾸기만 하면서 인생의 몇 달, 몇 년을 낭비한 셈이니까.

때로는 행운이 찾아오기도 하지. 아무런 시도도 하지 않았는데 상대방이 먼저 다가와서 사랑이 이루어지기도 하는 거야. 하지만 항상 그런 행운에 기대려고 했다가는 물고기를 대부분 놓치게 될 거야. 게다가 그렇게 놓친 물고기들은 보통 네가 가장 탐냈던 물고기들이지.

사랑에 빠지는 것이 항상 우연은 아니야. 사람들은 종종 닮은 점이 많고 서로 잘 맞는 상대와 사랑에 빠지곤 해. 네가 그 사람과 같이 있을 때 기분이 좋다면 그 사람도 아마 그렇겠지. 인간이란 그런 식이거든. 너도 그런 적이 있을 수 있겠지만, 누군가가 너를 사랑한다는 이유만으로 그 사람을 사랑하게 되는 것도 충분히 가능한 일이야.

한 가지만 더 말하자면, 사람들은 대부분 누군가를 사랑한 경험이 있다는 걸 기억해 두렴. 누구나 사랑이 어떤 감정인지 알고 지금의 너처럼 취약한 상태에 놓였던 적이 있어. 네가 사랑하는 사람에게 고백을 한다면 상대방은 자기도 널 좋아한다고 대답하거나 아니면 점잖게 거절하려고 할 거야. 고백이 얼마나 힘든 일인지 그 사람도 잘 알고 있기 때문이지. 모든 사람은, 심지어 자기 자신을 사랑하지 않는 사람이라도 남에게 사랑을 받으면 기뻐해. 그건 칭찬이니까.

어떻게 고백을 할까?

1. 친구에게 털어놓기

네가 그 사람을 사랑한다고 입 밖에 내어 말하는 연습이 될 거야.

2. 장단점 목록 만들어 보기

우선 고백했을 때 일어날 수 있는 최악의 상황을 쭉 적어 봐.
그런 다음 가능한 최선의 상황도 적어 보는 거야.

3. 다섯 가지 질문

그 사람에게 물어보고 싶은 질문을 다섯 가지 생각해 봐. '응',
'아니'로 대답할 수 없고 어느 정도 고민이 필요한 질문이어야
해. '네가 생각할 수 있는 가장 무서운 일이 뭐야?', '사는 데 꼭
필요한 것을 단 하나만 고른다면 뭘까?', '무인도에서 지내게 된
다면 어떤 책을 가져갈 거야?' 등등.

4. 무시무시한 것을 보러 가!

그 사람한테 같이 놀지 않겠느냐고 물어봐. 무서운 영화를 보자
고 하는 거야. 그러면 정말로 무서울 때 그 사람의 손을 잡거나
기댈 수도 있잖아.

5. 솔직하게 말해!

네가 정말로 용감하다면 그 사람에게 직접 좋아한다고, 사귀자
고 말할 수 있을 거야. 도저히 그렇게는 못하겠다면 메시지나 문
자로 이야기해도 좋아.

실연

가끔은 그럴 때도 있어. 네가 사랑하는 사람이 널 사랑하지 않는 거야. 과감히 고백했지만 거절당할 수도 있고, 사귀던 사람이 널 차 버릴 수도 있지. 이런 경우를 실연당했다고 말해.

실연당했을 때의 느낌은 사랑하는 사람이 죽었을 때와 거의 비슷하다고 해. 온 세상이 뒤집힌 듯하고 다시는 행복해질 수 없을 것만 같지.

실연이 힘들다는 건 우리도 잘 알아. 네가 세상 최고로 사랑하는 단 한 사람이 널 원하지 않는다는 건 끔찍한 일이지. 많은 사람들이 실연하고 나면 심각한 자기비하 상태에 빠져. 하지만 실연당했다고 네가 어딘가 부족하거나 바뀌어야 한다는 의미는 아니라는 걸 기억해. 넌 지금 그대로 충분히 괜찮은 사람이야.

실연을 당했을 때 할 수 있는 가장 좋은 일은 너 자신에게 상냥해지고 마음껏 슬퍼할 시간을 갖는 거야. 실컷 울어도 돼. 즐거운 기억과 괴로운 기억 모두 일기장에 적어 봐. 믿을 수 있는 사람과 대화를 나눠.

사랑에 빠지는 건 그 사람에게 중독되는 것과 비슷하지. 이제는 중독을 극복할 시기가 온 거야. 그러려면 거리를 유지해야 해. 망상에 잠기거나 슬퍼할 시간이 나지 않도록 최대한 활발히 움직여. 그 사람이 다니는 장소들을 피해. 절대로 그 사람의 SNS를 스토킹하면 안 돼. 아예 그 사람의 계정을 언팔로우하거나 차단해도 괜찮아. 맑은 공기와 운동은 네 몸을 지치게 하고 네 마음을 가라앉힐 거야. 그러면 우울과 눈물에 지쳐서 잠드는 대신 쉽게 깊은 잠을 잘 수 있겠지.

그 사람을 떠올리게 하는 것들을 방에서 치우고 휴대전화에서도 삭제
해. 사랑도 슬픔도 느리지만 확실하게 지나갈 거야. 지금으로서는 믿을 수
없다 해도 그게 사실이니까. 세상은 변함없이 그대로고, 너도 조만간 다
시 소리 내어 웃게 될 거야. 그리고 언젠가는 새로운 사람을 만나 사랑하
게 되겠지. 그쪽에서도 똑같이 너를 사랑하는 사람을 말이야.

상사병

실연을 비롯한 감정적 충격이 심장에 영향을 미치는 경우가
있어. 아주 드물기는 하지만 정말로 실연 때문에 죽는 사람도
있지. '실연 증후군'이라고 불리는 심장 질환이 있는데, 환자
들은 대부분 50세 이상의 여성이고 살아오면서 이혼이나 실
연을 비롯한 고난을 겪은 경우가 많아.

그들이 겪는 증상은 심장 일부분이 갑자기 팽창하는 거야. 두
꺼운 근육으로 이루어진 심실벽이 축 늘어져서 체내에 제대로
피를 공급할 수 없게 되지. 그러면 심장마비가 일어나. 다행
히 대부분의 경우에는 잠시 후 다시 심장 수축이 시작되지만
말이야. 보통은 며칠이나 몇 달 쉬면 건강을 되찾을 수 있어.
하지만 이 병만 보아도 감정이란 게 얼마나 강력한 존재인지
느낄 수 있지. 감정은 결코 웃어넘길 문제가 아니야.

성적 지향

성적 지향이란 **네가 어떤 상대와 사랑에 빠지는지를 가리키는 전문 용어야**. 노르웨이어에서는 성적 지향과 관련된 모든 단어가 -fil로 끝나는데, 그리스어에서 '사랑'을 의미하는 단어 philia에서 온 접미사지.

남자만을 사랑하는 여자는 '이성애자(heterosexual)'에 속해. hetero란 '다르다'는 뜻이니까 heterosexual은 자신과 다른 성별에만 끌리는 사람을 뜻하는 거지. 동성에게만 끌리는 사람은 '동성애자(homosexual)'라고 해. homo는 '같다'는 뜻이지. 여자만을 사랑하는 여자의 경우 '레즈비언(lesbian)'이라는 단어를 쓸 수도 있어. 이 단어는 고대 그리스의 레스보스(Lesbos) 섬에서 유래한 거야. 기원전 600년 무렵 레스보스 섬에는 어느 여성 시인이 살았어. 사포(Sappho)라는 이름의 이 시인은 어느 여자에게

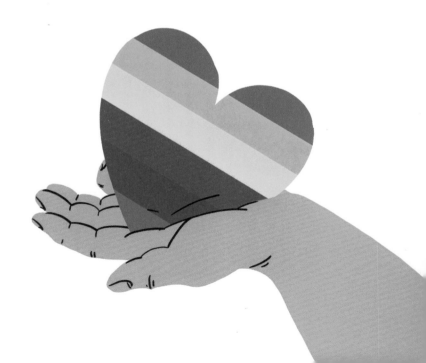

바친 사랑의 시로 지금까지도 명성을 누리고 있지. 여자와 남자 모두와 사
랑에 빠지는 사람은 '양성애자(bisexual)'라고 해. bi란 '둘'이라는 뜻이야.
그런가 하면 상대방이 어떤 성별이든 전혀 개의치 않고 사랑할 수 있는 사
람도 있어. 이런 사람을 '범성애자(pansexual)'라고 하는데, pan은 그리
스어로 '모두'를 뜻해.

　듣고 보니 전혀 이상할 것 없지. 누구나 각자 다른 사람과 사랑에 빠져.
어떤 사람을 사랑하게 될지 선택할 수도 없지. 게다가 사랑이란 아주 사적
인 감정이니까.

　유감스럽게도 놀랍도록 많은 사람들이 남들의 사랑에 관해 엇갈리는 의
견을 갖고 있어. 동성을 사랑하는 사람들은 여전히 금지와 괴롭힘, 폭력,
추방에 맞서야 하지. 노르웨이에서는 1972년까지 동성애가 불법이었고,
아직도 다른 나라에서는 그런 경우가 드물지 않아. 사랑 때문에 사람을 감
방에 가둘 수 있다니까! 사실 세계의 주요 종교들도 전통적으로는 대부분
동성애를 금지해 왔어.

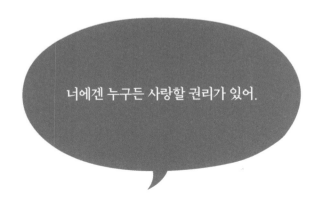

내 성적 지향을 어떻게 확인하죠?

어떤 사람들은 어릴 때부터 자기가 동성애자나 양성애자라는 걸 알아. 그런가 하면 어른이 되어서야 그 사실을 깨닫는 사람도 있지. 일단 이성애를 시도해 보고 난 뒤에 동성과 서로 사랑하게 되는 경우도 있어.

청소년 시기든 어른이 되어서든 동성을 사랑한다고 전혀 문제될 건 없어. 네가 동성인 사람을 사랑한다고 해서 무조건 레즈비언이나 양성애자라는 건 아니지만, 그럴 가능성은 있지. 이성애자 중에도 여성과 남성 모두에게 매력을 느끼고 다양한 사람들과 섹스를 하는 경우가 있어. 차이라면 동성애자나 양성애자는 동성과 섹스할 뿐만 아니라 그들에게 사랑의 감정도 느낀다는 거야.

성적 지향은 사실 확신하기 어려운 문제야. 네가 아직 청소년이라면 더욱 그렇지. 그러니 지금 당장은 아무도 네게 정답을 기대하지 않는다는 걸 기억해 두렴. 인생을 반쯤 살고 나서야 성적 지향을 결정하는 사람들도 많거든. 그리고 아예 확실한 성적 지향 없이도 충분히 만족스러운 상태로 살아가는 사람들도 있어. 가장 중요한 건 네가 지금 행복한가, 사랑하고 사랑받는 게 소중한 선물임을 알고 있는가 하는 거야. 네가 사랑하는 상대가 어떤 사람이든 말이지.

사회적 통제

너는 누구든 마음껏 사랑하고 데이트해도 되는 가정과 문화권에서 자랐을 수도 있어. 그렇다면 네 감정을 실컷 탐색하고 네 몸에 관해서도 직접 결정할 수 있겠지. 하지만 그런 것들이 누구에게나 당연히 주어지는 조건은 아니야. 너는 만사를 엄격하게 규제하고 네 인생을 직접 결정할 수 없는 가족이나 공동체에 속해 있을지도 모르지.

노르웨이에서도 많은 청소년들이 사회적 통제에 희생당하고 있어. 다시 말해 자기 인생을 직접 결정할 수 있는 기본 권리를 침해당한다는 거야. 어떤 친구를 사귀어야 하는지, 누구를 사랑해야 하는지, 데이트를 해도 되는지 여부까지 네 가족이 너 대신 결정 내릴 수도 있어. 키스나 섹스는 절대 안 된다고 금지할 수도 있지.

어떤 여자아이들은 이런 사회적 통제 때문에 위협을 받거나 신체적·정신적 폭력을 견뎌야 해. 심지어 가족이 금지한 일을 해서 가족의 '명예'를 더럽혔다며 살해당하는 여자아이들도 있지. 이런 경우를 '명예 살인'이라고 해.

네가 어떤 가정이나 문화권에 속해 있든 간에 보편적 인권과 노르웨이 법률은 네게도 적용돼. 네 몸과 감정에 관해 결정할 사람은 너 자신이야. 누구나 자신이 원하는 사람을 사랑하고 그 사랑을 실현할 권리가 있어.

혹시 네가 사회적 통제를 당하고 있어서 도움이 필요하다면 믿을 만한 어른과 상담해 봐. 이 책 뒤에는 다양한 문제에 관해 조언을 구할 수 있는 연락처 목록이 실려 있어.

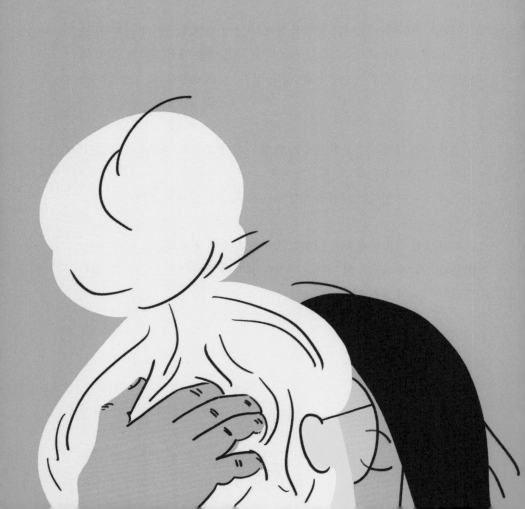

키스와 딥 키스

키스란 입술을 뭔가에 갖다 대는 거야. 쪼옥! 친구나 가족 간에 애정을 표현하기 위해 키스하는 것은 드물지 않은 일이지. 아마 너도 사랑하는 사람의 뺨이나 이마에 키스 해본 적이 있겠지? 그러니까 첫사랑 상대와 키스하는 건 전혀 문제 될 게 없다고 생각할 거야. 어쨌든 키스라면 너도 해 봤으니까, 그치?

문제는 이 경우 그 사람의 입술에 키스하게 된다는 거야. 갑자기 키스에 완전히 새로운 의미가 생겨나는 거지. 누가 네 입술에 키스하려고 한다면 널 좋아한다는 뜻이라는 건 다들 알지. 입술에 하는 키스는 단순히 두 쌍의 입술이 부딪히는 것 이상이야. 네 마음속 깊은 감정을 있는 그대로 드러내는 일이지.

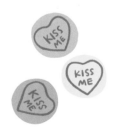

키스로 사랑에 빠질 수도 있어

키스를 하면 뇌에서 '애정 물질'이 나와. 정확히는 '옥시토신'이라는 호르몬이지. 애정 물질은 사람의 감정을 강화하고 심지어 바꿔 놓을 수도 있어. 여자가 아기를 낳아 젖을 물리면 몸속에서 옥시토신이 분비되는데, 그러면 아기에 대한 애정이 한껏 솟아나지. 사람들이 키스를 할 때도 '애정 물질' 때문에 서로 유대감을 느끼게 되고, 그러다 보면 사랑에 빠질 수도 있어.

첫 키스

네가 이미 수천 번 키스를 해 봤다 해도, 사랑하는 사람과 처음으로 키스한다는 건 생각만 해도 자다가 불쑥 깰 만큼 설레는 일이지. 그 사람에게 키스를 해도 괜찮은지 어떻게 알지? 적당한 순간을 어떻게 포착하지? 만약 내가 오해한 거고 그 사람은 나랑 키스하기 싫어한다면 어떡하지?

한 가지 조언을 하자면, 너와 그 사람 둘만 있거나 적어도 주변에 다른 사람들이 너무 많지 않은 때를 택하라는 거야. 어둠 속에서, 그러니까 영화관이나 클럽 안 혹은 겨울밤에 키스를 하는 게 더 수월하다는 사람들도 있지. 어둠 속에서는 붉어진 뺨이나 떨리는 손을 들키지 않을 테니 불안감도 덜할 수 있어. 게다가 신체적 거리를 좁히는 것도 더 수월하지. 소파 옆

자리에 가서 앉는다든지 함께 춤을 춘
다든지 하면서 말이야. 일단 그러고
나면 두 사람 간의 분위기를 파악해
봐야 해. 좀 더 가까이 접근하면서
그 사람의 반응을 살펴봐. 서로 눈
이 마주쳤니? 그 사람도 널 보며 웃어
줬니?

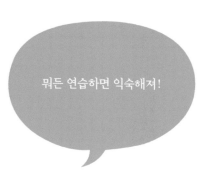

뭐든 연습하면 익숙해져!

백 퍼센트 확신하고 싶다면 물어보는 게 좋아. 바보같이 보일 거라고?
그렇지 않아. "키스해도 돼?" 아니면 "너랑 키스하고 싶어."라고 말해 봐.
그 사람이 키스하기 싫다면 네가 확실히 물어본 덕분에 상황이 덜 난처해
지겠지. 그 사람은 거절할 기회가 생긴 거고, 넌 키스하려던 상대가 고개
를 획 돌려 버리는 일을 겪지 않아도 될 테니까.

딥 키스

첫 키스를 나눌 때면 테크닉에 신경 쓰는 사람들이 많지. 딥 키스를 시
도해야 할까, 아니면 그냥 키스만 하면 될까? 혀를 이용한 딥 키스, 소위
프렌치 키스는 단순히 서로 입술을 맞대는 키스와는 전혀 달라.

딥 키스를 나눌 때면 입술을 벌리고 상대방을 받아들여야 해. 그러면 서
로의 혀가 만나게 될 거야. 혀와 입술이 서로의 입 속에서 춤을 추듯 함께
움직이는 거지.

딥 키스를 할 때는

1. 경계선 존중하기

그 사람이 정말로 너랑 키스하고 싶은지 잘 모르겠다고? 일단 물어봐. 네가 오해해서 키스하기 싫다는 사람에게 키스했다면 반드시 사과하고. 키스란 내밀하고 사적인 경험이니까 상대방이 그은 경계선을 존중해야 해.

2. 사자가 아니라 오리처럼 키스하기

사람들이 흔히 저지르는 실수는 처음부터 바로 입을 벌리는 거야. 마치 서로 물어뜯으려는 두 마리 사자처럼 말이지. 입을 벌린 채로 키스를 시작하면 금세 서로의 이가 마주치게 될걸. 이가 부딪히는 건 재앙까진 아니지만 꽤나 민망한 일이지. 그러니까 처음엔 오리처럼 입을 다물고 키스하는 게 좋아. 키스를 시작하는 조심스러운 단계에서는 '오리 입술', 즉 입술이 이를 덮은 상태가 되도록 주의해. 두 사람이 제대로 입술을 부비기 시작했다면 그때는 입을 벌리고 혀를 사용해도 좋아.

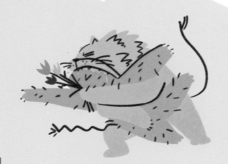

3. 혀 조심하기

딥 키스를 하면 당연히 혀를 쓰게 되겠지만, 너무 지나쳐선 안
돼. 누군가의 혀가 입속 깊이, 심지어 목구멍 가까이 들어온다
는 건 어찌 보면 무섭고 불편한 일이니까. 넌 다른 사람에게 키
스하고 있는 사람이지 세탁기가 아니라는 점을 명심해. 네가 혀
를 프로펠러처럼 마구 돌린다면 좋아할 상대는 드물 거야.

4. 상대의 신호에 따르기

키스하면서 동시에 이야기를 하는 건 불가능하지. 하지만 사람
들의 입은 키스하는 동안에도 나름의 방식으로 생각을 전달할
수 있어. 상대에게 신체적 신호를 보내는 거지. 네가 키스하는
사람이 혀를 별로 움직이지 않고 신중한 태도를 보인다면 너 역
시 신중해지는 게 좋을 거야. 중간중간 상대에게 이렇게 해도
괜찮을지 물어보는 것도 좋아. 그럼 상대가 대답 삼아 더욱 적
극적으로 키스해 올지도 모르지.

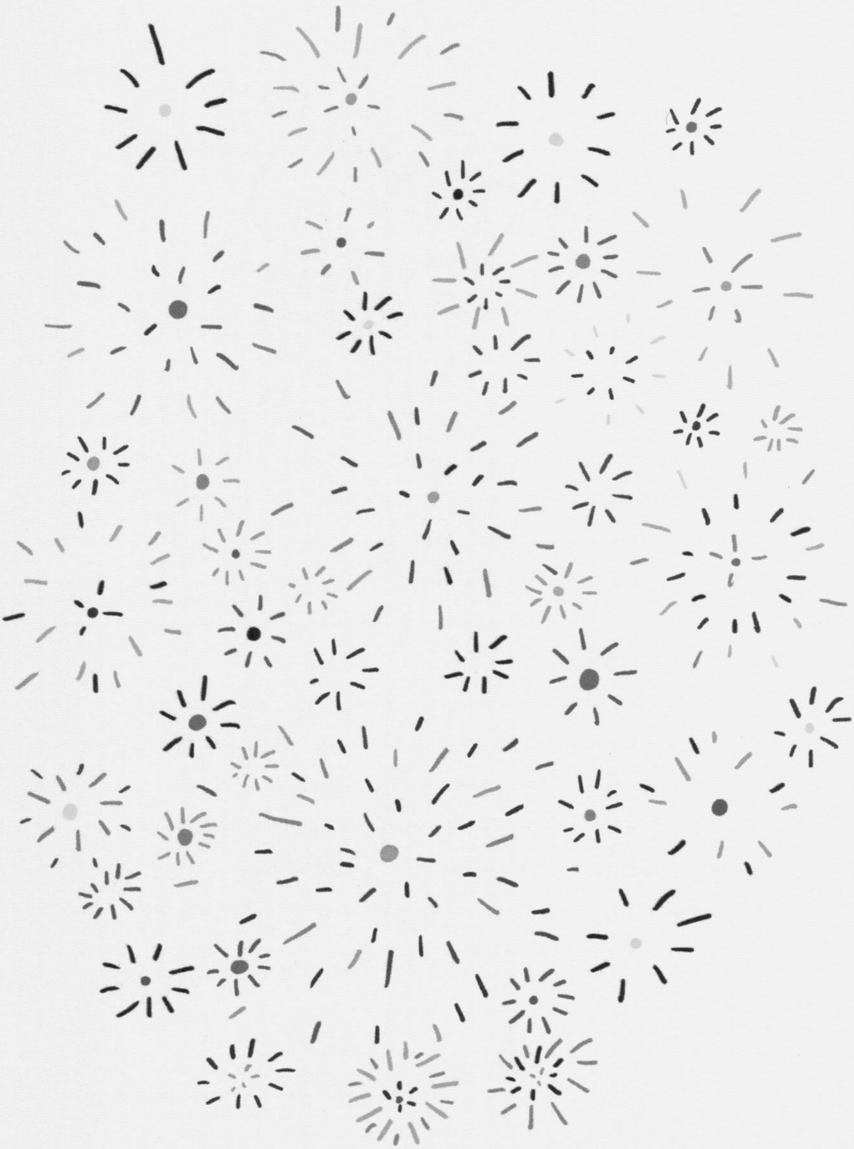

아래쪽이 짜릿해요

성적 흥분은 인간이 아주 어릴 때부터 느끼는 자연스러운 신체 반응이야. 사람에 따라서는 성기가 근질근질한 느낌이 들 수도 있어. 어떤 사람들은 욱신거림이나 얼얼함이나 뜨뜻한 온기가 온몸에 확 퍼져 나가면서 소름이 돋는다고 해. 심장이 두근거리고, 몸속에서 일어나는 일 외에는 그 무엇에도 집중하기 어렵지. 아주 멋지고 특별한 느낌이야.

성적 흥분은 **언제든 발생할 수 있는 신체 현상**이지. 키스할 때, 누가 등을 간지럽힐 때, 심지어 단순히 사랑하는 사람을 생각할 때도 성적 흥분을 느낄 수 있어. 많은 사춘기 청소년들은 딱히 이유가 없이도 줄곧 성적 흥분을 느끼지. 하지만 아무래도 다른 사람 때문에 성적 흥분을 느낄 때가 많아. 다른 사람의 몸을 보거나, 영화 속의 딥 키스 장면을 보거나, 좋아하는 사람의 향수 냄새를 맡고서 성적으로 흥분할 수도 있어.

성적으로 흥분하면 몸에 어떤 일이 일어나나요?

성적 흥분은 성기 쪽의 혈류를 활발하게 해. 그래서 근질근질하고 욱신거리는 느낌이 드는 거야. 음핵을 다룬 부분에서 발기에 관해 이야기한 내용 기억나지? 성적으로 흥분하면 음핵이 발기해 평소의 두 배로 커지면서 성기에 압박을 가하지. 그 때문에 **소변이 마려운 것처럼 느껴질 수 있어.**

때로는 성기가 축축해지는 걸 느낄 수도 있지. 냉이 나올 때와는 전혀 다른 느낌이야. 성적으로 흥분했을 때 나오는 액체는 질벽을 통해 질 내부로 흘러들어 윤활유 역할을 해. 질 입구 양쪽에 있는 두 개의 분비샘에서도 무색의 매끄러운 액체가 나오는데, 이 액체는 네가 나중에 섹스를 할 때 몸을 준비시켜 주는 역할을 하게 돼.

성적 흥분이 섹스하고 싶다는 뜻은 아니야

성적 흥분은 성기에서 비롯되는 것이지만 섹스하고 싶다는 욕구보다 훨씬 더 먼저 나타나지. 유아들도 단순히 기분 좋다는 이유만으로 성기를 만지작거리고, 심지어 자궁 속 태아도 발기를 하거든. 물론 이런 행위는 섹스와는 전혀 상관없지. **신체가 흥분되었다고 해서 꼭 어떤 행위를 할 필요는 없어**. 흥분은 가만 놔두면 저절로 가라앉으니까.

성욕과 판타지

사람들은 좀 더 나이가 들면 성적 흥분을 사랑, 애무, 친밀함, 나아가 섹스와 연결하게 되지. 하지만 섹스를 할 나이가 되기 한참 전에도 다른 사람의 몸이나 성적 환상, 백일몽, 책이나 영화 때문에 흥분하는 건 자연스러운 일이야.

네 몸과 친해지기

자신의 성기를 만지면 몸속에 특별하고 짜릿한 감각이 느껴지지. 이런 행위를 **자위**라고 해. 아주 어릴 때부터 혼자서 자위를 터득하고 실행하는 사람들도 있지만, 남에게 배우거나 책에서 읽은 다음에야 알게 되는 사람들도 있어.

자위는 성별을 떠나서 자연스러운 행동이고 건강에도 좋아. 자위를 하는 동안은 자신의 몸 말고는 모든 것을 잊게 되지. 심신이 잠시 완벽하게 풀어진 상태로 쉬면서 자기 자신만을 들여다보게 되는 거야. 어찌 보면 명상과 비슷해!

자위를 하면 뇌에서 행복 물질인 **엔도르핀**과 애정 물질인 **옥시토신**이 분비돼. 키스를 할 때와 똑같은 반응이야. 따라서 기분이 좋아지고 긴장이 풀리며 잠도 잘 오게 되지. 게다가 많은 사람들이 자위를 통해 자신의 몸과 긍정적인 관계를 쌓아갈 수 있어.

자위는 심신 건강에 도움이 돼!

생각해 봐. 한쪽 손만으로 너 자신에게 세상에서 가장 근사한 경험을 선물할 수 있는 거야! 인간에게 그처럼 환상적인 행위가 가능하다는 사실은 많은 사춘기 청소년들에게 격려가 되지. 네 몸이 가치 있는 건 생김새 때문이 아니라 그것이 네게 줄 수 있는 느낌 때문이라는 증거니까.

자위하는 법

자위를 하려면 **성기를 건드려야 해**. 성기는 전체가 민감한 부위지만 그중에도 특별히 민감한 부분들이 있지. 네 팔뚝을 간지럽히다가 손바닥을 간지럽혀 봐. 아주 큰 차이가 느껴지지? 손바닥이 팔뚝보다 훨씬 민감할 텐데, 손바닥 쪽에 신경이 더욱 촘촘하게 분포되어 있기 때문이야. 여자의 몸에서 가장 민감한 부위는 음핵 머리야. 네 몸의 어느 부분보다도 신경이 밀집된 곳이거든!

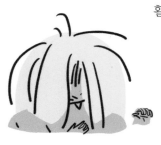

여성의 자위에도 다양한 방법이 있지만, 대다수는 **음핵 자극**을 이용해. 어떤 사람은 음핵을 직접 손으로 만지는 걸 선호하는데 여기에도 다양한 방식이 있지. 위아래로 문지를 수도 있고 손가락을 대고 원을 그리듯 돌릴 수도 있어. 음핵을 문지르기 전에는 손가락을 살짝 적시는 게 좋을 거야. 안 그러면 쓰라릴 수도 있거든. 그렇게 되면 불편하긴 하지만 위험할 것은 없고 잠시만 성기 자극을 중단하면 금방 나아질 거야. 자위할 때는 성기에서 자연적으로 분비되는 액체를 이용하면 되고, 침을 쓰거나 시중에서 파는 윤활제를 구할 수도 있어.

음핵을 직접 만지는 건 너무 자극이 심하다고 느끼는 사람도 있지. 그렇다면 성기 전체를 다른 물건에 비비거나 눌러도 돼. 예를 들면 가랑이에 쿠션이나 이불을 끼

226

워서 말이야. 그런가 하면 샤워기에서 나오는 물로 음핵을 자극하는 걸 좋아하는 사람도 많아.

어떤 사람은 음핵보다 성기의 다른 부분을 만지는 쪽을 선호해. 음순이나 질 입구, 항문 등은 모두 민감한 부위지. 혹은 질 입구에 뭔가를 삽입하는 방식을 좋아하는 사람도 있어. 질에 넣을 물건이 청결한지, 모서리가 날카롭거나 깨질 수 있는 재질은 아닌지 먼저 확인해야 해. 네 몸이 상하면 안 되니까! 질에 넣은 물건은 반드시 도로 꺼내야 한다는 것도 명심하고.

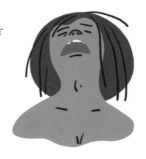

오르가즘이 뭐예요?

자위를 하거나 다른 사람과 섹스하면 오르가즘을 느낄 수도 있어. 오르가즘은 인간이 느낄 수 있는 쾌감의 극치라고 할 수 있지. 단순히 말하면 네가 느낄 수 있는 가장 짜릿한 감각이라는 거야. 자위가 건강에 유익한 이유 중 하나이기도 해.

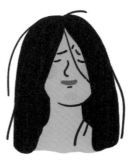

오르가즘은 신체에 한동안 자극을 주었을 때 몸속에 일어나는 특별한 반응이야. 음핵 자극으로 오르가즘을 느끼려면 꽤 시간이 걸려. 질 삽입만으로 오르가즘을 느끼는 여자들도 있긴 하지만 흔하진 않아. 대다수 여자들에게 오르가즘의 열쇠는 음핵이지.

사춘기에 이른 남자들은 오르가즘을 느끼면 사정을 하게 돼. 다시 말해 음경에서 정액이 나온다는 거지. 앞서 살펴보았듯 정액에는 난자와 만나 아기를 만드는 정자가 들어 있지. 여자들 중에도 오르가즘을 느끼면 마치 소변을 볼 때처럼 요도에서 액체를 배출하는 경우가 있어. 오르가즘은 정말 짜릿한 느낌이지만, **오르가즘을 느꼈다고 꼭 임신을 하는 건 아니야.**

부끄러울 것 없어!

우리가 청소년이었을 때 여자아이들의 오르가즘 이야기는 좀처럼 접하기 어려웠어. 과학 시간에 사춘기와 남자아이들의 자위에 관해 조금 언급되긴 했지. 남자아이들의 소위 '딸딸이'에 관한 허풍도 종종 들었고. 하지만 **여자도 자위를 한다고 이야기해 주는 어른은 아무도 없었어.**

많은 여자아이들이 자위를 부끄럽게 여겼던 건 아마도 그 때문일 거야.

너와 네 친구들은 우리보다 자위에 관해 제대로 배울 수 있길 바라. 자신의 몸을 사랑할 수 있도록 서로를 한껏 지지하고 격려해 주었으면 좋겠어. 네게 지금 당장이나 바로 내일 자위가 필요하진 않다고 해도, 언젠가는 결국 너 자신이 선택할 문제니까 말이야.

재채기와 오르가즘

재채기는 오르가즘과 가장 가까운 경험이라고 할 수 있어. 오르가즘이 발생하기 직전에는 온 몸이 긴장하게 되고 점점 더 긴장이 심해지지. 뭔가 다가오는 건 느껴지는데 그게 정확히 무엇인지, 언제 닥쳐올지 모르는 상태인 거야. 심장이 점점 더 빠르고 거세게 뛰면서 호흡도 달라져.

그러다 갑자기 긴장이 정점에 이르러. 팽팽히 당겼던 활을 놓을 때처럼 몸이 쭉 풀리는 거야. 오르가즘이 찾아온 거지. 마치 엄청나게 맹렬한 재채기가 터질 때와 비슷해. 그 순간에는 심신의 일부를 통제할 수 없게 돼. 뜨뜻하고 근질근질하고 짜릿한 감각이 성기에서 손가락과 발가락 끝까지 물결처럼 쫙 퍼져 나가고, 쾌감 때문에 발가락이 안쪽으로 구부러질 수도 있어. 많은 사람들은 성기 근육이 리드미컬하게 수축하는 것을 느껴. 이 수축은 몇 초에서 30초까지도 지속될 수 있는데 평균적으로는 17초라고 해. 오르가즘은 이렇게 끝나고, 그에 이어 행복하고 나른한 기분이 찾아오지.

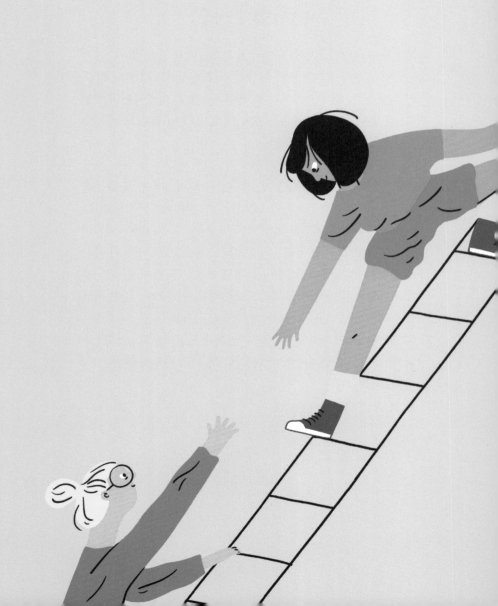

친밀함의 사다리

사람은 누군가를 사랑하면 자연스럽게 상대방과 가까워지기를 원하게 되지. 손을 잡고 껴안고 키스하고 싶어지는 거야. 두 사람 사이에 서서히 신뢰가 쌓이면 좀 더 나아가 애무하고 몸을 탐색할 수도 있어. 그리고 더 나이가 들면 섹스도 하겠지. 그 부분은 조금 뒤에 살펴보자.

이런 친밀함의 단계를 사다리에 비유하면 이해하기 쉬울 거야. 가장 아랫단, 그러니까 손을 잡는 것에서 시작해서 윗단의 포옹과 키스로 올라가는 거지. 위로 올라가려면 시행착오와 넉넉한 시간이 필요해. 그리고 나면 애무 차례야. 처음에는 옷 위로, 나중에는 옷 속으로. 올라갈 때마다 네가 편안한 상태인지, 네 발밑은 안정적인지 확인해야 해. 그 위로는 다양한 형태의 섹스가 나오지. 너무 높이 올라온 것 같아서 두려워질 때는 다시 한두 단 아래로 내려가기만 하면 돼.

많은 사람들이 충분히 준비됐다고 생각하며 어떤 일을 했다가 나중에 후회하곤 하지. 그래도 괜찮아. 네가 어떤 일에 한번 동의했다고 해서 상대가 똑같은 일을 다시 요구할 권리는 없거든. 너 자신의 경계선을 확인했다면 언제 마음을 바꾸더라도 상관없어.

그러니까 성관계에서 가장 중요한 점은 네가 좋아하고 안전하게 느끼는 상대를 선택할 수 있어야 한다는 거야. 상대가 꼭 너의 애인일 필요는 없어.

예를 들면 많은 이성애자 여자아이들이 동성 친구와 키스를 연습하기도 하지.

몸과 마음이 준비된 상태로

첫 키스를 하고 나서 그 이상의 성행위를 할 준비가 되기까지 몇 년이 걸린다 해도 전혀 이상한 건 아니야. 다른 사람들이 좀 더 빠를 뿐이지. 어떤 종류의 행위든, 중요한 점은 바로 네가 그럴 준비가 되었는가 하는 거야.

준비가 된다는 건 무슨 뜻일까? 두 가지 뜻이 있지. 첫째로 네 마음속에서 그러고 싶다는 욕망을 느껴야 해. 둘째로 네 몸도 준비가 되어야 하지. 몸이 준비되었다면 앞서 다루었던 성적 흥분을 느끼게 될 거야.

몸과 마음이 보조를 맞추려면 오랜 시간이 걸릴 수도 있어. 성적 흥분은 느끼지만 누군가 네 몸에 접촉하도록 허용할 준비가 되지 않았다고 생각할 수도 있지. 반대로 성적 흥분은 느끼지 않지만 여자 친구나 남자 친구와의 성행위를 원할 수도 있어. 두 경우 모두 조금 더 기다리는 편이 낫겠지만 말이야. '난 준비된 상태일까?' 하고 너 자신에게 물어봐. 그 질문의 답을 아는 건 너 자신뿐이니까.

섹스

친밀함의 사다리 꼭대기는 섹스야. 대다수의 성인들이 매우 멋지다고 생각하는 행위지. 최상의 경우에 섹스는 사랑의 표현이자 이 세상에서 가장 근사한 경험이야. 다른 친밀한 행위들과 마찬가지로 심신 건강에 유익하고 건전한 행위지.

아마 너도 섹스에 관해서는 이것저것 들은 바가 있겠지. 온 가족이 함께

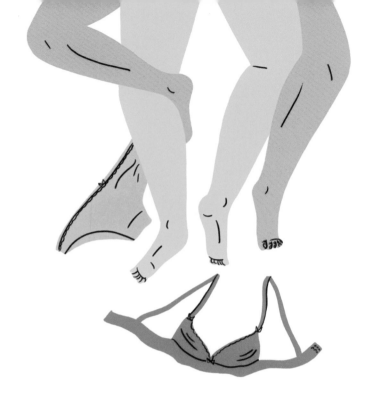

앉아 영화를 보는데 갑자기 등장인물들이 침대에 누워 껴안고 키스하기 시작하면 어른들이 얼마나 어색해 하는지 본 적도 있을 거야. 학교 운동 장에서 어떤 애가 '좆이나 빨아'라고 소리치는 걸 듣고서 대체 무슨 뜻인지 의아해 했을지도 몰라. 어른들이 '사랑을 나눈다'거나 '함께 침대로 간다'거 나 '함께 밤을 보낸다'는 표현을 쓰는 걸 읽거나 들은 적도 있을 테고.

　네가 그런 이야기들에 호기심을 느끼는 건 당연한 일이야. 하지만 우리 는 네가 섹스를 하기 전에 시간을 들여 신중하게 생각해 봤으면 좋겠어.
　이상하게 보일 수도 있겠지. 섹스에 관해 자세히 써 놓고서 너보고는 아 직 섹스하지 말라고 하다니 말이야. 하지만 우리에겐 이 장을 써야 했던 충분한 이유가 있어.

일단 네가 섹스에 관해 알아야 너 자신의 경계선을 파악하기 쉬워질 테니까. 섹스에 관해 알면 네 몸에 대해서도 편안해질 수 있어. 또한 임신과 성병에 대비해 너 자신을 더욱 잘 지킬 수 있지. 게다가 청소년들 스스로도 성 지식이 자신의 몸과 긍정적이고 안정된 관계를 맺을 수 있게 해 준다고 말해. 너도 그렇게 되면 좋겠어!

선입견의 함정

많은 사람들은 섹스가 사랑하는 두 사람 간의 행위라고 말해. 대체로 옳은 말이지만, 사실 사랑하지 않는 사람과도 섹스를 할 수 있어. 친구나 심지어 처음 만난 사람과도 말이야. 두 사람 간에 충분한 합의만 있다면 섹스는 함께 나누는 멋진 경험이 될 수 있지.

섹스가 여자를 임신시켜서 아이를 낳기 위한 행위라고 말하는 사람도 있어. 그 말도 틀리진 않지만, 섹스는 훨씬 더 넓고 다양한 의미를 가질 수 있지. 섹스로 임신할 수 있는 건 이성간에 질 삽입 섹스를 했을 때뿐이니까. 많은 사람들이 질 삽입 외에도 다양한 방식으로 섹스를 하고, 또 많은 사람들이 동성 파트너와 섹스를 나눠. 임신과는 상관없이 말이야.

섹스란 무엇일까

섹스라는 행위가 성립되려면 세 가지 기준을 충족시켜야 해.

1. 섹스를 하려면 두 사람이 필요해. 자위는 상대 없이 스스로의 몸을 만지는 행위고 섹스가 아니야.

2. 서로의 성기에 밀접하게 접촉해야 해. 성기에 접촉하지 않는다면 섹스가 아니야. 딥 키스, 애무, 옷을 입은 채 포옹하고 키스하는 것은 섹스가 아니야.

3. 상호간에 합의가 있어야 해. 둘 중 한 사람이 원하지 않는다면 그건 섹스가 아니라 강간이야.

그러니까 섹스는 두 사람이 합의하에 서로의 성기에 이런저런 접촉을 하면서 함께 즐거운 시간을 보내는 것을 말해.

다양한 방식의 섹스

서로의 성기를 손으로 만져 주는 것을 핑거링(fingering) 혹은 대리 자위라고 해. 핑거링은 보통 상대방의 음핵을 만지거나 질에 손가락 한두 개를 삽입하는 것을 가리켜. 대리 자위는 보통 상대방의 음경을 잡고 귀두 위아래로 손을 움직여 자극하는 것을 말하지.

입을 이용한 섹스를 오럴 섹스(구강성교)라고 해. 상대방의 음순을 혀와 입술로 핥고 더듬어 자극하거나 상대방의 음경을 입 안에 넣고 빠는 방식이지.

질 삽입 섹스는 남성의 음경을 여성의 질에 넣는 방식이야. 그 상태로 두 사람이 움직이면 음경이 질에 들어갔다 나왔다 하게 돼. 오르가즘을 느끼거나 욕구를 잃으면 섹스가 끝나지. 남자가 오르가즘을 느끼면 음경에서 정액이 나오는데, 그러고 나면 음경이 축 처져서 더 이상 질 삽입을 할 수 없게 돼. 여자가 섹스를 통해 임신하려면 이 방식을 택해야 해.

애널 섹스(항문 성교)는 항문을 손가락으로 자극하거나 항문에 성기를 삽입하는 것을 가리키는데, 초보자는 시도하지 않는 게 좋아.

질 삽입을 제외한 다른 섹스 방식의 이점이라면 임신을 방지할 수 있다는 거야. 하지만 성병은 어떤 섹스 방식을 택하든 간에 감염될 수 있어.

기다리는 것이 현명한 이유

노르웨이 청소년 대다수는 16세 전까지 섹스를 하지 않아. '청소년 데이터(Ungdata)'는 노르웨이 청소년을 대상으로 시행되는 중요한 설문 조사인데, 2018년 조사 결과에 따르면 청소년들의 첫 경험 연령은 평균 17세였지. 14세 이전에 섹스를 경험한 청소년은 3퍼센트뿐이었고 과반수는 18세 이후에 첫 경험을 했어. 섹스를 하기 싫지만 주변 친구들을 따라 해야 할 것 같은 압박감을 느낀다면 이런 통계 수치에 의지할 수 있을 거야.

유감스럽게도 연상의 남자와 사귀는 여자아이들 상당수가 자신이 원하는 것보다 더 깊은 관계를 강요당한다고 느껴. 하지만 사실 노르웨이에서 합의하에 성관계를 할 수 있는 법적 최소 연령은 16세야. 16세 미만의 청소년과 섹스를 하면 무조건 불법인 거지. 설사 청소년이 섹스에 동의했다 해도, 두 사람이 사귀는 사이라고 해도 마찬가지야. 해당 청소년이 14세 이

하라면 더욱 엄격한 처벌을 받게 돼. 이런 법의 목적은 16세 미만 청소년들의 섹스를 단속하려는 게 아니라 그들을 보호하기 위한 거야.

노르웨이에서 합의하에 성관계가 가능한 최소 연령이 16세라는 거 알고 있니?

네 입장에서 생각해 본다면 섹스를 미루는 쪽이 합리적이야. 섹스는 상대방이 너에게 아주 가까워지도록 허용하는 일이기 때문에 너를 취약하게 할 수 있어. 게다가 임신이나 성병 감염 등 청소년 입장에서는 처리하기 어려운 결과를 불러올 수도 있지. 앞서 뇌에 관한 장에서 다루었듯이 청소년 시절에는 감정에 이끌려 충분히 생각해 보지 않고 행동해 버리기 쉽거든. 물론 어른이라고 해서 항상 깊이 생각하고 행동하는 건 아니지만, 적어도 뭔가 잘못될 경우 스스로 상황을 처리할 능력이 있으니까. 하지만 어린이나 청소년에게 그렇게 할 것을 기대할 수는 없지.

섹스를 한다는 건 임신 가능성이 생긴다는 거야. 성병에 감염되어 의사의 진료를 받아야 할 수도 있다는 거지. 자신을 성병과 임신에서 보호하려면 안전하고 효과적인 피임 방법을 찾아서 사용할 수 있어야 해. 그런 책임을 질 준비가 되어 있지 않다면 섹스를 할 준비도 되지 않은 거야.

상호 동의

이상하게 들릴지도 모르지만, 때로는 원하지 않아도 거절이 불가능한 경우도 있어. 인간은 공포에 질리면 스스로의 몸을 통제할 수 없기 때문이지. 이런 경우를 몸이 얼어붙는다고 말해. 그렇기 때문에 상대가 거절하지 않으면 그만인 게 아니라 확실히 동의를 받아야 한다는 거야. 양쪽 모두 섹스할 의사가 있다는 걸 확인하는 거지.

너는 사진 공유, 키스, 섹스 등 여러 문제에 대해 동의를 할 수 있어. 하지만 동의를 했다고 그 효과가 영원히 지속되는 건 아니지. 예를 들어 섹스를 하는 데 동의했더라도 얼마든지 동의를 취소할 수 있어. 심지어 섹스를 시작한 이후에도 말이야. 네가 섹스를 계속하고 싶지 않다면 상대방도 중단해야 해.

또한 동의는 정확히 서로 합의한 사항에만 해당하는 거야. 네가 누드 사진을 좋아하는 사람에게 보냈다고 해서 학교 친구들 모두가 그 사진을 보는 데 동의한 건 아니야. 키스하는 데 동의했다고 가슴을 만지는 것에도 동의한 건 아니지. 한 가지 동의는 절대 다른 동의를 의미할 수 없어.

서로 동의를 구하지 않으면 오해가 일어나기 쉬워. 누구나 상황에 반응하는 방식이 다르기 때문이야. 예를 들어 불편한 일을 겪으면 마음속으로는 두렵고 도망치고 싶어도 농담으로 웃어넘기려는 사람들도 있지. 유감스럽게도 많은 사람들은 상대가 거절해도 그냥 튕기는 것뿐이지 진심이 아니라고 생각해버려. 아주 위험한 생각이야. 거절은 거절이라는 사실을 확실히 알아야 해.

많은 청소년들이 이런 상황에서 성폭력을 당해. 또한 자신이 성폭력을 저지르고 있다는 인식도 없이 가해자가 되는 사람도 많지.

상대방이 어떤 행동을 정말로 원하는지는 아무리 물어본다고 해도 지나 치지 않아. 이렇게 해도 괜찮니? 계속해도 돼? 너도 하고 싶어? 이런 질 문들을 통해 오해를 피해 갈 수 있어.

피임

피임이란 다른 사람과 섹스를 해서 임신하거나 성병에 감염 되는 위험을 줄이기 위한 조치야.

콘돔은 남자의 음경에 씌워서 사정한 정액을 받아 모으는 작은 주 머니지. 임신과 성병 감염을 막아 줄 수 있어. 편의점에 가면 쉽 게 구입 가능해. 콘돔을 처음 살 때면 부끄러울 수도 있지만, 걱 정하지 마. 편의점 직원들은 콘돔을 파는 데 익숙하니까. 게다가 담배처럼 카운터 뒤에 있는 게 아니니까 직원에게 요청할 필요도 없고, 그냥 계산대로 가져오면 돼.

호르몬 피임제는 여자가 사용하는데, 생리 주기에 영향을 미쳐 서 임신이 불가능하게 하지. 경구 피임약, 임플란트, 자궁 내 피 임장치(IUD) 등 다양한 종류가 있어. 호르몬 피임제를 쓰려면 병 원에서 상담을 받아야 해. 호르몬 피임제는 임신을 막아 주지 만 성병 방지 효과는 없어.

포르노와 실제 섹스

포르노란 사람들이 벌거벗고 섹스하거나 자위하는 내용의 사진이나 영상을 말해. 포르노는 인간을 성적으로 흥분시킬 수 있게 만들어졌기 때문에 많은 사람들이 포르노를 보는 걸 좋아하지. 특히 자위할 때 말이야. 우리가 알기로 노르웨이에는 일찍부터 포르노를 보는 어린이와 청소년이 많아. 그중 상당수는 섹스를 거의 포르노를 통해서 배우지.

포르노의 문제는 그것이 연기고 실제 섹스와 전혀 다르다는 거야. 사실 일반적인 포르노 영화에는 현실에서 어른들이 함께 하는 성행위와 비슷한 점이 거의 없다고 봐야지.

일단 포르노 속의 남자들은 엄청나게 성기가 크고 길어. 그런 성기를 유지하기 위해 종종 약물을 복용하기도 하지. 평범한 남자들 상당수는 종종 섹스를 앞두고 긴장이나 불안으로 발기 부전을 경험해. 누구든 성적으로 흥분하려면 마음이 안정되고 편안한 상태여야 하거든. 포르노 영화에서는 종종 가루 설탕 따위로 만든 가짜 정액을 쓰기도 하지. 그렇게 해서 성기에서 엄청나게 많은 정액이 나오는 것처럼 연출하는 거야. 실제로 사정 시에 나오는 정액은 티스푼 하나 정도지만 말이야.

포르노에 나오는 사람들은 별별 희한한 자세로 섹스하기도 해. 거꾸로 매달린다든지 물구나무를 선다든지 두 다리를 180도로 벌리고서 말이야. 평범한 사람들은 좀처럼 그런 시도를 하지 않지. 게다가 포르노에서는 섹스 시간이 엄청 길지만 실제 섹스는 대체로 몇 분이면 끝나. 하지만 물론 몇 분 가지고는 다양한 곡예 자세를 펼쳐 보일 수가 없을 테니까!

무엇보다도 이 모든 자세들은 종종 피곤하고 불편하지. 대부분은 실제로 섹스를 할 때 기분 좋은 자세가 아니라 화면에서 그럴싸하게 보이도록 연출된 거야.

또 다른 중요한 차이점은 포르노 속의 여자들이 정말 쉽게, 때로는 몇 번씩 연속으로 오르가즘을 느낀다는 거지. 게다가 신음 소리는 어찌나 큰 지! 사실 질 삽입 섹스만으로 오르가즘을 느끼는 여자는 네 명 중에 한 명 뿐인데 말이야.

하지만 포르노에서 찾을 수 없는 가장 중요한 것은 무엇보다도 사랑과 친밀감이야. 섹스는 체위와 오르가즘 말고도 쓰다듬기, 어루만지기, 간 지럽히기, 키스와 껴안기 등 아주 많은 것들로 이루어져 있어. 때로는 서 툴고 어설프고 불확실하기도 하지. 하지만 따스한 온기와 사랑하며 사랑 받는다는 느낌이 있어. 물론 포르노 같은 섹스도 가능하긴 하지만 많은 사 람들에게는 예외적인 상황이지. 섹스는 네가 좋아하는 사람과 정말로 가 까워지는 행위고, 편안한 상태로 두 사람이 함께 하고 싶은 것들을 찾아나 가는 행위야.

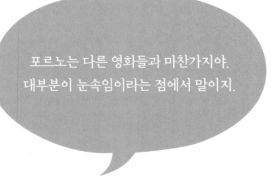

포르노는 다른 영화들과 마찬가지야.
대부분이 눈속임이라는 점에서 말이지.

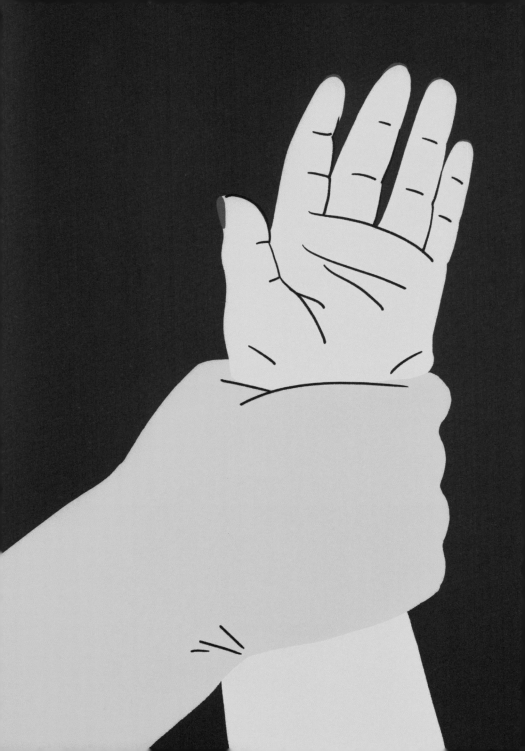

성폭력

이 책은 여자들의 놀라운 몸에 관해 다루었어. 우리는 네가 자신의 몸에 확신과 긍지를 느꼈으면 해. 지금까지는 여자들이 자기나 상대의 몸과 나눌 수 있는 따뜻하고 친밀한 행위에 관해 이야기했지. 이제부터 쓰려는 글은 그것과 전혀 다른 내용이야. 성적 행위의 어두운 면이라고 할 수 있지.

이 세상에는 상대방의 신체적 자율권을 인정하지 않으려는 사람들이 있어. 고의로 다른 사람의 경계선을 침범하고 성폭력을 저지르는 사람들 말이야.

성폭력은 매우 흔한 일이고 아이에서 어른까지 누구나 피해자가 될 수 있어. 성폭력은 언급하기 불쾌하지만 반드시 짚고 넘어가야 할 문제야. 성폭력에 관해 공개적으로 이야기해야만 그것이 중대한 문제임을 드러낼 수 있기 때문이지. 이 문제를 대놓고 이야기할수록 가해자가 숨기 어려워지고 피해자는 자신의 경험과 감정을 공유할 동료들의 존재를 확인할 수 있어.

무엇이 성폭력인가요?

성폭력이란 상대방이 원하지 않는 성적 행위를 억지로 시키는 경우를 말해. 예를 들어 상대방의 신체를 움켜잡는 것과 같은 불쾌한 성 접촉이 있지. 혹은 웹캠 앞에서 자위를 하라는 식으로 스스로의 몸에 대한 성적 행위를 강요하는 경우도 있어.

성폭력 중에서도 가장 심각한 것은 강간이야. 강간이란 위협이나 폭행을 동원하여 질, 항문, 입 등 상대방 신체의 구멍에 물체, 손가락, 성기 등을 삽입하는 성적 행위를 말해.

강간에는 삽입 섹스도 포함되지만, 삽입 섹스가 있어야만 강간이 성립되는 건 아냐. 강제적인 손가락 삽입이나 구강 섹스도 강간에 포함되거든.

위협이나 폭력을 동원하지 않았다 해도 상대방이 잠들었거나 술 혹은 약에 취해 저항 불가능한 상태였다면 강간이 성립되지.

성인이 14세 이하의 청소년과 섹스를 했다면 무조건 강간이 성립돼. (한국은 13세 미만이었다가 최근 16세로 상향) 심지어 서로 합의하에 한 섹스였다고 해도 말이야. 성인이 아동에게 성적인 행위를 하는 건 불법이기 때문이지.

누가 성폭력을 저지르나요?

가해자의 대다수는 피해자가 예전부터 알고 있던 사람이야. 친구나 운동 코치, 가족이나 친척, 남자 친구나 여자 친구일 수도 있어. 가해자가 피해자의 가족인 경우를 근친강간이라고 해.

가해자는 종종 상냥하고 겉으로 보기엔 완벽하게 정상적인 사람이지. 대중 매체에서 종종 묘사되는 것과 달리 그들은 괴물이 아니야. 피해자는 가해자를 신뢰하고 좋아하는 경우가 많아. 그렇기 때문에 끔찍한 일을 겪는다 해도 사실을 밝히기가 더 어려워지지. 아무도 믿어 주지 않을까 봐 두려워서 말이야. 게다가 오히려 피해자가 죄책감을 느끼게 되기도 해.

성폭력을 당한다면 어떻게 해야 하죠?

가장 먼저 해야 할 일은 어른과 상담하는 거야. 누구에게 이야기할지보다도 네가 사실을 이야기할 용기를 낸다는 게 더 중요해. 이 책 뒤에는 상담할 수 있는 연락처 목록을 정리해 두었어.

성폭력 피해자라면 무조건 최대한 빨리 성폭력상담소에 연락하길 권하고 싶어. 물론 빨리 연락할수록 좋겠지만, 도움을 받기에 늦은 시기란 없어. 성폭력상담소에 연락하면 믿을 수 있는 어른들과 이야기할 수 있어. 원한다면 검사를 받는 것도 가능해. 그러면 피해자가 경찰에 신고하기로 결정한 경우 의료진이 증거물을 확보할 수 있지. 노르웨이 모든 지역에 성폭력상담소가 있고 대부분은 24시간 열려 있어. 대기나 예약도 필요 없고 무료로 이용할 수 있지(한국은 여성긴급전화 1366, 해바라기 센터 02-3672-0365로 연락하면 상담과 법률 지원을 받을 수 있다).

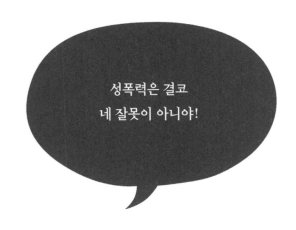

성폭력은 결코
네 잘못이 아니야!

성폭력은 네 잘못이 아니야

많은 성폭력 피해자들은 수치심이나 죄책감 때문에 한참을 혼자서 견딘 후에야 다른 사람에게 이야기하곤 해. 자신이 뭔가를 잘못해서, 분명히 저항하거나 소리 지르지 않아서, 이상하게 행동했거나 가해자와 시시덕거려서 그런 일을 당했다고 생각하지. 하지만 네가 뭐라고 말했든 무슨 행동을 했든 간에 성폭력을 당한 건 네 잘못이 아니야. 네 몸과 성생활은 너만의 것이고 누구든 절대로 너의 동의 없이 자기가 원하는 대로 강제할 권리는 없어. 설사 네가 가해자의 배우자거나 데이트 상대라고 해도 말이야.

온라인 성폭력

많은 사람들이 인터넷에서 성폭력 피해를 당하고 있어. 인터넷 성폭력 가해자들은 특별한 수법을 동원해서 아이들을 꼬드기는데 이를 '그루밍'이라고 해. 가해자들은 흔히 실제 나이보다 훨씬 젊은 척하지. 그런 놈들은 어찌나 연기력이 뛰어난지 인터넷 상에서 만나면 열세 살인지 쉰 살인지 구분하기가 불가능할 정도야. 그러니 아이들을 속여 넘기는 건 식은 죽 먹기지.

가해자들은 서서히 아이와의 신뢰 관계를 쌓아나가. 상냥하고 긍정적인 반응을 보여 주며 사랑에 빠진 척하지. 그러다가 마침내 사적인 정보를 요구하고 그 정보를 악용해서 아이가 원하지 않는 행위를 하도록 강요해. 아이가 자신의 누드 사진을 보내게 하는 것도 당연히 성폭력이야.

현명한 온라인 생활

- 네가 대화하는 상대가 실제로 어떤 사람인지는 알 수 없다는 걸 명심해.
- 인터넷에서는 거짓말하기가 아주 쉽다는 걸 잊지 마. 상대방이 네게 하는 얘길 그대로 믿어서는 안 돼.
- 인스타그램, 페이스북 등의 소셜 미디어나 메신저 프로필은 비공개로 해. 어떤 사람들이 널 팔로우하는지 파악하고 관리할 수 있게 말이야.
- 모르는 사람에게 전화번호, 주소 같은 사적인 정보를 알려 주면 안 돼.
- 불쾌한 일을 겪는다면 어른과 상담해. 어른들이 네 생각보다 훨씬 더 이해심이 많다는 걸 알게 될 거야.
- 모르는 사람과 대화할 때는 웹캠을 꺼두고, 네가 나온 사진이나 동영상은 보내지 마.
- '우리 사이는 남들에겐 비밀로 해야 한다'고 말하는 사람을 조심해.
- '내 웹캠이 망가졌다'고 말하는 사람과는 절대로 웹캠을 켜고 채팅하지 마.
- 모르는 사람과는 만나지 마. 정 인터넷에서 알게 된 사람과 만나고 싶다면 아는 어른에게 같이 가 달라고 해.
- 협박을 받거나 온라인 성폭력을 당한다면 바로 경찰에게 도움을 요청해.

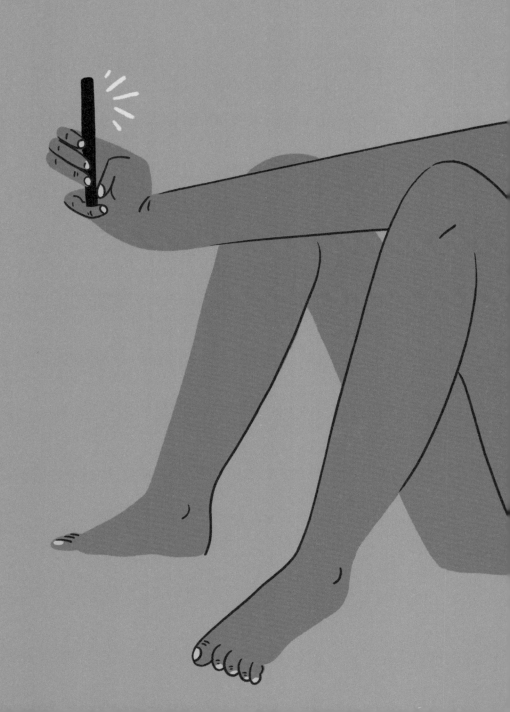

누드 사진

요즘 초등학교 졸업반 여자아이들과 남자아이들 상당수는 이미 누드 사진을 주고받은 경험이 있지. 여자아이들 사이에도 흔하진 않지만 그렇게 드문 일은 아니야. 열다섯 살 여자아이들을 조사한 결과 다섯 명 중 한 명이 자신의 누드 사진을 남에게 보낸 적이 있대. 여기서 누드란 가슴과 엉덩이 혹은 성기를 드러낸 사진을 말해.

사람들은 대부분 자신이 좋아하고 신뢰하는 상대에게만 자신의 누드 사진을 보내. 자기 외모가 괜찮다고 생각해서 칭찬을 받고 싶은 것일 수도 있지. 아니면 외모에 자신이 없어서 남에게 확인을 구하려는 것일 수도 있어. 위험하다는 걸 잘 알면서도 그런 행동을 저지르며 짜릿함을 느끼는 사람도 있고.

한편 10대 여자아이들 중 거의 3분의 1은 강요에 못 이겨 누드 사진을 보낸 적이 있다고 말하지.

네 몸을 지켜야 해!

유감스럽게도 많은 사람들이 인터넷에 자신의 누드 사진이 돌아다니는 걸 발견하게 돼.

이런 일을 겪는 여자아이들 대부분은 단지 자기가 좋아하는 사람에게 누드 사진을 보냈을 뿐이지. 예를 들면 남자 친구 말이야. 어쩌면 남자 친구란 놈이 잘난 척하고 싶어서 같은 반 친구들에게 그 사진을 자랑했을 수도 있어. 그러면 친구들이 휴대전화를 들고 그 사진을 모바일 메신저의 다른 모든 친구들에게 전송하는 거야. 그런 식으로 학교 전체가 문제의 사진을 보게 되지. 커플이 헤어진 뒤 전 남자 친구가 상대에게 복수를 하고 싶어서 SNS에 누드 사진을 공유하는 경우도 있어.

누드 사진을 공유하기 전에 일어날 수 있는 최악의 결과를 예상해 보는 것도 좋아. 만약 그 사진이 다른 사람들의 손에 들어간다면 어떻게 될지 생각해 봐. 너라면 어떨 것 같니?

사진 전송은 불법이야

네 사진을 보고 싶어 하는 상대에게 직접 보내는 건 불법이 아니지만, 상대가 받은 사진을 허가 없이 제삼자에게 전송하는 건 불법이야. 게다가 사진에 나온 사람이 18세 이하라면 휴대전화나 컴퓨터에 사진을 저장하는 것 자체가 불법이지. 사진을 받은 상대방 역시 미성년자라고 해도 아동 청소년 포르노 소지죄로 처벌받을 수 있어. 또한 상대에게 누드 사진을 보내라고 강요하는 것도 불법이지.

그렇다 해도 이미 사진을 불법 공유당한 여자아이들은 수치스러워하고 남들이 자기를 우습게 볼 거라고 생각하기 쉽지. 이런 이유 때문에 많은 청소년들이 너무 오랫동안 도움을 요청하지 않고 기다려. 자기가 직접 문제를 해결해 보려고 애쓰면서 말이야.

혹시 너나 네가 아는 사람이 그런 상황에 처하거든 '동의'라는 말의 의미를 되새겨봐야 해. 네 사진을 남자 친구에게 보냈다고 해서 결코 그걸 학교 전체가 보는 데 동의한 건 아니니까.

해결할 수 있어!

최대한 빨리 어른에게 이야기하는 게 중요해. 엄마 아빠에게 직접 말하기가 두렵다면 널 기꺼이 도와줄 다른 어른들도 많이 있어. 그런 이야기를 남에게 말하기가 창피하고 괴로울 수도 있겠지만, 어른들은 네 생각보다 훨씬 더 이해심이 많다는 걸 알게 될 거야.

경찰이 사진 불법 공유를 중단시키고 증거물이 될 전자 기기를 압수할 수 있어. 인터넷에 퍼진 사진 삭제를 도와줄 웹사이트들도 있어. 해결은 충분히 가능해!

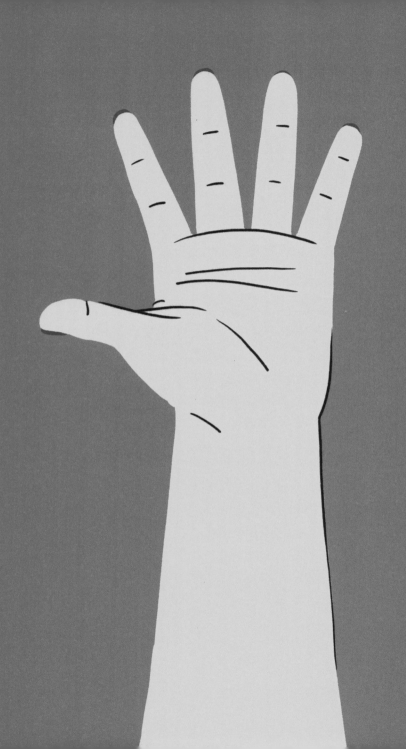

경계선

청소년기는 너의 경계선을 시험해 보는 시기야. 연애 감정이나 성적 흥분 같은 새로운 느낌이 널 다른 사람의 몸에 가까워지고 싶게 하지. 너뿐만이 아니라 네 주변 사람들도 그래. 사람들이 너를 만지거나 네 엉덩이를 꼬집거나 네게 키스하고 싶어 하는 걸 느끼게 될 거야. 이렇게 관심을 받는 건 너도 상대에게 관심이 있다면 근사하고 반가운 일일 수 있지. 하지만 그 외에는 불쾌하고 두렵게 느껴질 거야.

인생이 어렵고 복잡한 건 이런 모순적인 감정들 때문이지. 네 몸을 어떻게 다루어야 할지, 다른 사람들의 접근을 어디까지 허용해야 할지는 오직 너 자신의 선택에 달려 있어. 하지만 너 자신의 경계선을 파악하려면 깊이 신중하게 생각해 봐야 해. 무엇이 괜찮고 무엇은 안 괜찮은지 확실하게 예상할 수 있을 때도 있지만, 예상과 달라서 나중에 후회할 때도 있거든.

넌 지금 시행착오 기간에 있는 거야. 모든 경험이 새로울 테고, 무슨 일이든 처음부터 잘하는 사람은 아무도 없어. 오해하거나 실수를 저지를 수도 있지. 그래도 서로를 존중하고 상대의 말에 귀를 기울인다면 조금씩 나아질 거야. 그러다 보면 어렵고 부정적인 상황도 줄어들겠지. 그 이상 무얼 바랄 수 있겠어?

상대방의 경계선을 어떻게 확인하죠?

사람들이 생각하는 경계선은 각자 달라. 신체 접촉을 편하게 여기고 친구나 지인과도 서로 껴안거나 밀착하길 좋아하는 사람도 있지. 반면에 좀 더 거리를 두는 걸 좋아하고 포옹이나 접촉을 불편해 하는 사람도 있어.

개인의 경계선은 경우에 따라서 달라질 수 있어. 대부분은 신뢰하는 상대에겐 좀 더 밀접한 접촉을 허용하지. 그 외의 사람들과는 본능적으로 팔하나 정도의 거리를 유지하려고 하지만 말이야.

게다가 특정한 상대에 대한 경계선도 그날그날의 기분에 따라서 변할 수 있지. 너도 때로는 여자 친구나 남자 친구와 키스하고 싶어지지만 때로는 그냥 혼자 있고 싶기도 하잖아?

넌 다른 사람의 경계선을 침범해 본 적이 있니? 예를 들면 키스나 포옹을 원하지 않는다고 말한 상대에게 그런 행위를 한 적이 있어? 그랬다면 확실하게 사과를 해. 인간은 누구나 실수를 저지르게 마련이지만, 중요한 건 실수에서 교훈을 얻을 수 있어야 한다는 거야.

네 몸은 너만의 것이야

네 몸은 너만의 사적인 영역이야. 누가 너에게 접촉할 수 있는지, 남들이 네 몸에 무엇을 할 수 있는지는 네가 결정할 일이야. 깨뜨릴 수 없는 원칙이지.

하지만 많은 사람들이 자기 의사를 분명히 말하는 걸 어려워해. 자신에게는 경계선 같은 걸 가질 자격이 없다고 느껴. 분명히 말하면 상대가 화를 낼까 봐, 속 좁고 젠체하는 사람처럼 보일까 봐 걱정하기도 해. 그래서 남들이 가끔 경계선을 침범하게 놔둔다 해도 큰 문제는 아니라고 스스로를 속이려 들지.

우리는 네가 자신의 경계선을 잘 지켜 낼 수 있길 바라. 네 몸과 감정은 네가 결정하는 거야! 어려운 일이지만 충분히 노력할 가치가 있어. 게다가 하다 보면 점점 쉬워져. 혹시 자신의 경계선을 지켜 내지 못하는 사람을 보게 되면 이번엔 네가 그 사람을 도와줘. 그러다 보면 이 세상도 조금씩 나아져갈 테니까.

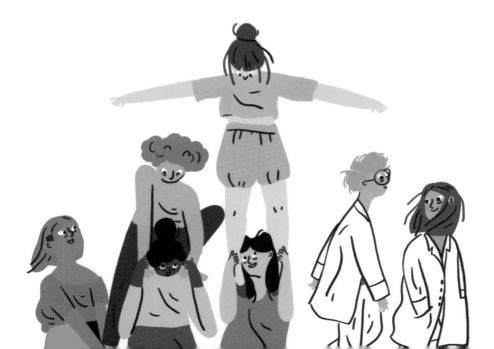

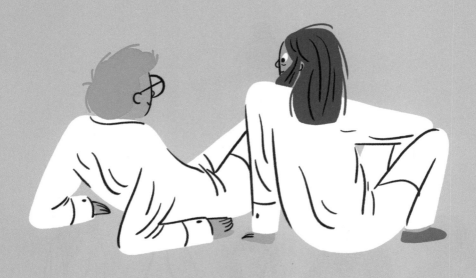

맺음말

이 책이 사춘기를 건너는 너에게 도움이 되었으면 해.

그리고 너의 고민과 의문은 절대로 너 혼자만의 것이 아님을 알아주었으면 좋겠어. 넌 거대한 집단의 일원인 거야. 모든 여자아이들은 각자 다르지만 여러 면에서 비슷한 경험을 공유하고 있어서 서로를 도울 수 있어. 이제 너도 새로 얻은 지식을 활용해 친구를 도울 수 있지!

언젠간 사춘기도 끝날 거야. 하지만 사춘기의 끝은 또 다른 새로운 여정의 시작일 뿐이지. 우리는 그렇게 평생 동안 계속 변해 갈 거야.

네 몸을 좀 더 자세히 알고 싶으면 앞으로의 여정에서 우리의 다른 책을 참고해 줘. 《질의 응답》이라는 책에 성기와 성생활에 관해 여자가 알아야 할 모든 것을 적어 놓았어. 네가 언제든 읽을 준비가 되었다고 느낄 때 그 책을 찾아봐. 지금 당장은 아닐 테고 앞으로 몇 년 이상 걸릴 수도 있겠지만, 우리가 너와 함께 더 많은 시간을 보내게 될 그날을 기다릴게.

그럼 그때까지, 젊은 여성이 되어 가는 너의 여정에 행운이 있길 빌어.

니나와 엘렌

도움이 필요할 때는

성폭력 신고 기관 및 단체
사이버경찰청 ⋯ 112
방송통신심의위원회 ⋯ 1377

성폭력 상담 및 지원 기관
여성긴급전화 ⋯ 1366 (혹은 '지역번호'+1366)
디지털성범죄피해자지원센터 ⋯ 02-735-8994
직장내성희롱근절종합지원센터 ⋯ 02-735-7544
한국성폭력상담소 ⋯ 02-338-5801
한국사이버성폭력대응센터 ⋯ 02-817-7959
한국여성민우회 ⋯ 02-335-1858
한국여성의전화 ⋯ 02-2263-6465
해바라기 센터 ⋯ 02-3672-0365 (전국 39개 센터 운영)

불법촬영물 등에 대한 신고·삭제 요청 기관 및 단체
한국여성인권진흥원 디지털성범죄피해자지원센터
• 전화 02-735-8994 • 홈페이지 https://d4u.stop.or.kr

경기도여성가족재단(디지털성범죄피해자 원스톱 지원센터)
• 전화 031-220-3970 • 홈페이지 https://gwff.kr

나무여성인권상담소(디지털성범죄피해지원 지지동반자)
• 전화 02-2275-2201 • 홈페이지 http://www.onseoulsafe.kr

대구여성의전화부설 여성인권상담소 피어라
• 전화 053-471-6483 • 홈페이지 http://www.dwhotline.or.kr

(사)부산성폭력 상담소
• 전화 051-558-8832 • 홈페이지 http://www.wopower.or.kr

성폭력예방치료센터 부설 성폭력상담소
• 전화 063-236-1366 • 홈페이지 https://www.svpcc.net

십대여성인권센터
• 홈페이지 http://www.teen-up.com

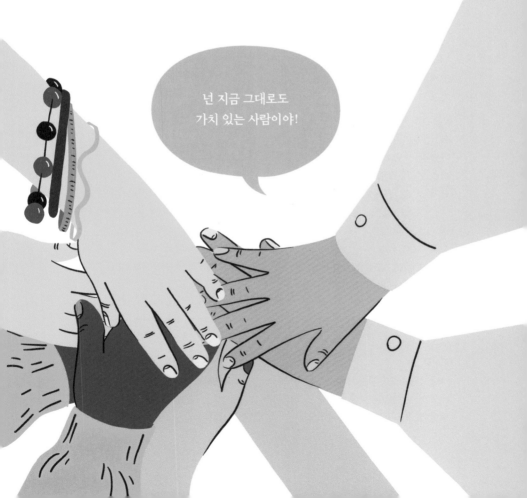

찾아보기

감사의 말

매그힐 위네스에게 깊은 감사를 보내요. 당신의 일러스트는 우리가 감히 바랐던 것 이상이에요. 우리의 원고를 읽고 한 팀이 되기로 해줘서 고마워요!

우리의 7학년 학생들인 게네시스, 게르트루드, 사라, 이다, 예시카와 빅토리아에게 감사해요. 여러분은 훌륭한 독자였고 우리가 이 책에서 어떤 내용을 다루어야 할지 알려 주었어요.

아셰후 출판사의 편집자로서 비판적 시각과 현명한 피드백을 제공해 준 요한네 아스켈란 뢰팅과 리사 나겔에게도 감사해요.

우리의 전문 상담가들에게도 감사해요. 어린이·청소년 심리학자 메테 발스타는 자신의 지식과 경험을 기꺼이 나누어 주었고, 와르산 이스마일 박사는 단순히 우리가 경험한 것에서 나아가 그 이상을 볼 수 있게 해 주었어요. 심리학자 라르스 헨리크 코센 토레센과 트랜스젠더 운동가 크리스티네 마리 엔토프트의 현명한 조언에도 감사해요.

마지막으로 우리 두 사람의 가족들에게 감사하고 싶어요. 이 모든 게 여러분의 지지와 애정 덕분에 가능한 일이었어요.

메이에게, 언젠가는 너도 이 책을 읽게 되리라는 사실이 우리 두 사람에게 영감을 불어넣어 주었단다.

참고한 자료들

사춘기 : 무슨 일이 일어나고 있나요?

일반적인 사춘기(Normal Puberty) • Brio, M. Frank 외, Waltham, MA, 2019년 검색
https://www.helsebiblioteket.no/pediatriveiledere • 노르웨이 소아과 협회, 2017년
《질의 응답》(Gleden med skjeden) • Brochmann&Dahl, 열린책들, 2019년

작은 키, 큰 키

https://nhi.no/sykdommer/barn/vekst-og-utvikling/voksesmerter/
• 어린이의 성장통, 노르웨이 건강 정보, 2019년 검색
https://www.helsebiblioteket.no/pediatriveiledere
• 작은 키와 성장 지연, 노르웨이 소아과협회, 2019년 검색

유방

어린이와 청소년의 유방 장애 • Banikarim, Chantay 외, 2019년 검색
여성의 유방 • Taylor, Sharondaetal, 2019년 검색
http://www.guinnessworldrecords.com/world-records/largest-natural-breasts
• 기네스 세계 기록, 2019년 검색

엉덩이, 둔부, 허벅지

https://nhi.no/sykdommer/hud/diverse/strekkmerker-striae
• 스크레치 마크, 튼살, 노르웨이 건강 정보학(2017년), 2019년 검색

솟아나고, 자라나고

https://www.elle.com/beauty/makeup-skin-care/tips/g8155/history-of-hair-removal/
• 제모의 역사, Barringer, Taylor(2013년), 2019년 검색
https://www.allure.com/gallery/history-of-womens-body-hair-removal
• 대중문화에서 여성의 체모, Allure
제모의 역사 • Herzig,RebeccaM, 2015년, New York University Press.
《모낭의 생물학》 • Paus, R. & G. Cotsarelis, 1999년. New England Journal of Medicine

여드름 공격!

여드름 • 임상 증상 및 원인, Thiboutot, Dianeetal, 2019년
여드름의 치료 • Garber,Emmy, 2019년

땀

https://sml.snl.no/svette • 땀, Store medisinske leksikon, 2019년 검색
https://www.theatlantic.com/health/archive/2016/06/i-stopped-showering-and-life-
continued/486314/ • 나는 샤워를 그만두었지만 인생은 계속되었다, Hamblin,James, 2019년 검색

내부 성기

https://www.quantamagazine.org/choosy-eggs-may-pick-sperm-for-their-genes-defying-mendels-
law-20171115/ • 2019년 검색

냉

환자 교육 : 여성의 질 퇴원 • UptoDate (2019).
Beyond the basics. • Waltham, MA, 2019년 검색

생리

정상적인 월경 주기의 생리학 • Welt, Corinne K. 외, 2019년.
청소년의 비정상적인 자궁 출혈 • De Silva, Nirupama K. 외, 2018년
대의학사전 • https://sml.snl.no/von_Willebrands_sykdom • Evensen, Stein A. 2016년

왜 생리를 하나요?

생리의 진화 : 새로운 유전적 모델 • BioEssays.Emerald., R. Romero, & G. Wagner, 2012년
월경 전 증후군 • Yonkers, Kimberly A. 외, 2018년, Waltham, MA.

생리통

청소년의 생리통 • Banikarim, Chantay, 2019년, Waltham, MA
원발성 월경통 원인 및 관리의 발전 • Dawood, M.Y. 2006년, Primary dysmenorrhea
생리컵 사용 등에 관한 분석 • Van Eijk, Anna Maria 외, 2019년, Lancet Public Health

생리 빈곤

https://www.standard.co.uk/news/london/inspirational-london-teenager-amika-george-receives-
global-award-for-freeperiods-campaign-a3946366.html
• #FreePeriods campaign, 2019년 검색
https://www.independent.co.uk/life-style/period-poverty-taskforce-government-plan-uk-procter-
gamble-penny-mordaunt-a8930721.html • 2019년 검색

생리와 관련된 질병들

자궁 내막증 :원인 및 임상 특징과 진단 • Schenken, Robert, 2019년, Waltham, MA
청소년의 다낭성난소중후군 진단 평가 • Rosenfield, Robert 2019년, Waltham, MA

음핵

여성의 성적 각성 반응에 대한 동적 MR 영상 • Maravilla, K.A. 외. 2003년, Journal of Sex & Marital Therapy.

질주름

사춘기 전 질주름 • Smith, A. 2011년, Australian Family Physician
100명의 여성이 들려준 첫 성관계 경험 • Whitley, N. 1978년
Journal of Obstetric, Gynecologic, and Neonatal Nursing
성관계의 경험이 있거나 없는 사춘기 소녀의 질주름 형태의 차이 • Archives of Pediatrics & Adolescent Medicine.

간성

비정형 생식기를 가진 영아 관리 • Houk, Christopher 외, 2019년, Waltam MA
비정형 생식기가 있는 영아 평가 • Chan, Yee Ming 외, 2018년, Waltham MA
https://www.vg.no/sport/i/4qrLlG/caster-semenya-vant-over-cas-maa-ikke-ta-medisiner
• Vesteng, Camilla, 2019년 검색

'여자아이'란 무엇일까?

https://www.teenvogue.com/story/gender-variance-around-the-world
• 시대에 따른 전 세계의 성별 다양성, Diavolo, Lucy, 2017년
히즈라, 인도의 세 번째 성별 • https://theculturetrip.com/asia/india/articles/a-brief-history-of-hijra-indias-third-gender/ • Namibar Sridevi, 2017년

이성과 감정

열광할 감정 • Youmans, Mariann, 2017년, Oslo: Gyldendal.
https://www.fhi.no/nettpub/hin/grupper/psykisk-helse-hos-barn-og-unge/
• 어린이와 청소년 : 삶의 질과 정신 장애. 공중 보건 보고서에서 노르웨이의 건강 상태, 2019년 검색

완성되지 않은 뇌

발달 심리학 • Tetzchner, Stephen von, 2012년, Oslo: Gyldendal Akademisk.
열광할 감정 • Youmans, Mariann, 2017년, Oslo: Gyldendal.
10대의 두뇌 연구 • Jensen, Frances E. & Amy Ellis Nutt, 2016년, Oslo: Pax forlag.
https://rvtssor.no/aktuelt/33/hjerne-opplysning-for-barn • 어린이를 위한 두뇌 정보
• Dønnestad, Eva(2015년). 2019년 검색

감정이란 무엇일까?

열광할 감정 • Youmans, Mariann, 2017년, Oslo: Gyldendal.
https://www.unwomen.org/en/news/in-focus/girl-child#data • 국제 소녀의 날(2018년)

불안과 우울증의 예방 및 치료를 위한 신체 활동 • Martinsen, Egil W, 2008년, Nordic Journal of Psychiatry

부정적 감정과 정신 건강
열광할 감정 • Youmans, Mariann, 2017년, Oslo: Gyldendal.
https://rvtssor.no/aktuelt/33/hjerne-opplysning-for-barn • 어린이를 위한 두뇌 정보
• Dønnestad, Eva(2015년). 2019년 검색
https://nhi.no/psykisk-helse/psykiske-lidelser/stress-og-sykdom/ • 심리적 스트레스와 질병, 2019년
https://sml.snl.no/angst • 노르웨이 백과사전 중 걱정, 2019년
https://snl.no/stress • 노르웨이 백과사전 중 스트레스, 2019년
https://www.med.uio.no/klinmed/forskning/sentre/nssf/kunnskapsressurser/fakta-selvmord-selvskading/selvskading/ • 자해란 무엇인가? 자살 연구 및 예방을 위한 국립센터, 2019년

완벽을 추구하는 세대
세대 성취-우리는 무엇이 문제일까? • Madsen, Ole Jacob, 2018년, Oslo: Universitetsforlaget.

사랑에 빠졌어요
https://www.health.harvard.edu/heart-health/takotsubo-cardiomyopathy-broken-heart-syndrome • 상실 증후군, Harvard Health Publishing
https://snl.no/sosial_kontroll • 노르웨이 백과사전 중 사회적 통제, 2019년

친밀함의 사다리
https://lovdata.no/dokument/NL/lov/2005-05-20-28/KAPITTEL_2-11
• 형법 두 번째 부분-범죄 행위. 제 26 장 : 성범죄, 2019년
청소년 및 청소년 성행위 및 결과에 대한 성교육의 결과 • Lindberg, Laura D 외 2013년, Journal of Adolescent Health

누드 사진
https://www.medietilsynet.no/barn-og-medier/barn-og-medier-undersokelsen/
• 아동 및 미디어 설문 조사, 노르웨이 미디어 당국, 2018년 검색

JENTEBOKA

by Nina Brochmann and Ellen Støkken Dahl
ⓒ Text: Nina Brochmann and Ellen Støkken Dahl
ⓒ Illustrations: Magnhild Winsnes
First published by H. Aschehoug & Co. (W. Nygaard) AS, 2019
Korean Translation ⓒ 2021 by YellowPig
All rights reserved,
The Korean language edition published by arrangement with
Oslo Literary Agency through MOMO Agency, Seoul

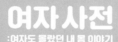

:여자도 몰랐던 내 몸 이야기

초판 1쇄 2021년 5월 25일 | 3쇄 2024년 5월 27일
글 니나 브로크만·엘렌 스퇴켄 달 | 그림 망힐 비스네스 | 옮긴이 신소희
펴낸이 황정임 | 총괄본부장 김영숙 | 편집 김로미 이루오 | 디자인 이선영 김태윤
마케팅 이수빈 윤인혜 | 경영지원 손향숙 | 제작 이재민

펴낸곳 초록서재 | 주소 (10880) 경기도 파주시 교하로875번길 31-14 1층
전화 (031)942-5379 | 팩스 (031)942-5378
홈페이지 yellowpig.co.kr | 인스타그램 @greenlibrary_pub
등록번호 제406-2015-000137호 | 등록일자 2015년 11월 5일

ⓒ 2021 초록서재(도서출판 노란돼지)
ISBN 979-11-974563-0-5 (43510)
*값은 뒤표지에 있습니다.